KB058219

…상에 따라 누구나 쉽게할 수 있는

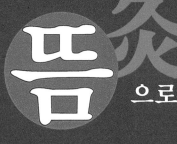

뜸^灸으로 **치료**할 수 있는

질병과 건강비법

장수하려면 족삼리에 뜸을 떠라!

편저 : 대한건강증진치료연구회

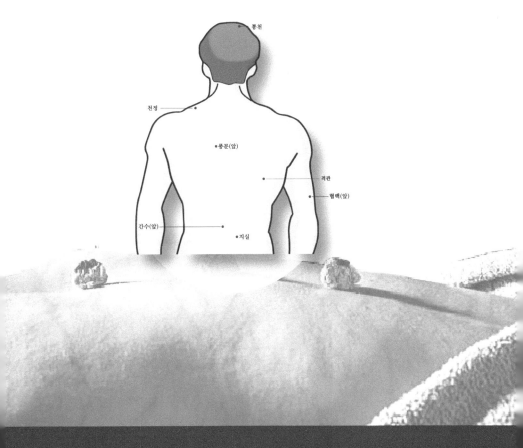

법문 북스

증상에 따라 누구나 쉽게 할 수 있는

신통 神通한

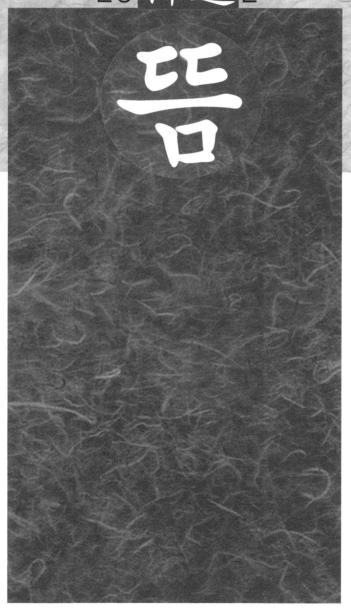

뜸

뜸의 공통상식과 주의해야 할 점

뜸에서 '灸'는 오랠 구(久) 밑에 불 화(火)로 생성된 글자로 '뜸을 오래하면 좋다'는 뜻이다. 뜸 요법은 인간이 인체의 통증에 불을 쪼이면 경감된다는 것을 알게 되면서 발전되었다. 처음에는 나뭇가지가 사용되었지만 경락학이 체계화 되면서 약리작용이 있는 쑥을 사용하게 되었다.

뜸을 세는 단위는 장(壯)이라고 하는데 뜸 하나에 한사람의 힘이 들어있다고 붙여진 것이다. 장수는 대개 3장부터 시작하여 3,5,7,9장씩 홀수로 증가 한다. 체력에 맞춰 크기와 장수를 결정하고 치료를 받는 사람이 쇠약하면 하루에 몇 차례에 나누거나 하루걸러도 괜찮다.

뜸의 작용은 한사를 몰아내고 어혈을 풀고 기를 따뜻해 주는 것이다. 더구나 뜸의 효과는 체질과 질병, 건강상태에 따라 치료방법이 달라지지만 계절적 요인에 따라 달라질 수가 있다.

따라서 한습이 몰아치는 냉한 계절에 앓는 관절염이나 냉증치료에는 쑥뜸의 강도와 횟수가 많아야 치료효과가 크다. 반면 여름철은 습기가 많기 때문에 염증질환, 불면증, 고혈압, 중풍 등에 좋다. 침은 경혈이나 기혈, 아시혈에 놓아 기의 순환을 도와주는 기계적인 자극이고, 뜸은 경락과 경혈에 온열자극으로 온통기혈, 부정거사하는 방법이다.

뜸의 활용에 있어서 정신과 육체가 안정된 상태에서 뜸을 하면 자생력과 면역력을 키워 자연치료의학과 예방치료의학으로서 가치가 있다. 뜸이 효과적인 경우는 기가 허하거나, 몸이 차거나, 음성 및 만성질병이 있다. 또한 남성보다 여성에게 더 효과가 있으며, 인체의 자생력과 면역력이 높을 때도 활용 된다. 그러나 뜸을 피해야 할 경우도 있다. 즉 고열, 음주상태, 피부 알레르기, 임산부의 배와 허리, 당뇨병 환자, 화농성 체질인 경우 등이다.

뜸자리는 건강의 요체를 두한족열, 즉 머리를 차갑게 발은 따뜻하게 하면 건강에 이롭다는 뜻이다. 복무병열통이라 하여 배가 따뜻하면 병이 생기지 않는 것이다. 신체기능에서 가장 중요한 역할을 수행하는 곳이 장기인데, 소화기와 생식기를 말한다. 후천 근본은 소화기이고 선천 근본은 생식기다. 이것들은 복부의 임맥을 통해 지배되고 조절된다. 임맥 경혈 중에서 중완(소화기능을 돕는 경혈),

신궐(신경, 정신을 안정), 관원(배설 기능을 돕는 경혈) 등이 있다. 이 혈자리는 인체장부의 상하 좌우 허실까지 두루 살피는 경혈점으로써 모든 치료에 앞서 기본적으로 뜸을 떠야 하는 중요한 자리들이다.

침과 뜸 치료에서 주의할 점은 큰 혈관이 있는 부위, 얼굴이나 손바닥 발바닥처럼 지면에 닿는 부위, 마찰이 잦은 부위, 생식기 주위, 임신 후반기의 여성허리와 아랫배, 동맥과 정맥이 분포되어 있는 곳에는 원칙적으로 뜸을 뜨지 않는다.

뜸을 뜨는 순서는 먼저 양의 부분을 뜨고 다음에 음의 부분을 뜨며, 먼저 위를 뜨고 다음에 아래를 뜨며, 먼저 적게 뜨고 다음에 많이 뜨면 된다.

뜸을 하면 명현현상이 일어난다. 즉 뜸 후 몇 시간, 또는 며칠이 지난 후 이유 없이 피로감, 열, 머리가 무겁거나 아픔, 계속적인 하품, 설사, 식욕부진 등의 현상이 나타난다. 이것은 뜸에 저항이 약하기 때문에 일어나는 현상이기 때문에 걱정할 필요가 없다. 하지만 장기간 지속되면

일단 뜸을 중지하고 경과를 살핀 후 판단해야 한다.

 뜸의 효과를 높이기 위해서는 첫째 뜸은 하기 전?후 너무 배고프거나 배부르지 않아야 한다. 둘째 뜸을 뜬 후 돼지고기, 생선, 면 등은 피한다. 셋째 뜸을 할 때는 마음의 안정이 필요하다. 넷째 뜸자리는 감염을 방지하기 위해서 청결해야 한다.

뜸을 하는 법

뜸 법의 종류는 유반흔구(직접구)와 무반흔구(간접구)로 구분한다. 이외에도 천구(天灸), 수구(水灸), 온통구(溫筒灸) 등이 있다. 과거에는 유반흔구를 현재는 무반흔구를 많이 적용하고 있다.

1. 유반흔구

(1) 뜸봉뜸 : 뜸봉을 직접 수혈 위에 놓고 태우는데 환자가 뜨겁다고 할 때에 다시 뜸봉 한 장을 놓고 태운다. 한 혈 위에 보통 3~5장 뜬다. 이 뜸법은 일체 만성병에 적용한다.

(2) 뜸대뜸 : 뜸대의 한 줄에 불을 붙여 수혈의 5푼~1치쯤 떨어진 거리에서 태운다. 뜸 자리가 벌겋게 되면서 견디기 좋을 정도로 하면 된다. 뜸 시간은 3~5분간으로 한다. 또 뜸대를 수혈부위 가까 붙였다 뗐다하면 된다. 어린이들에게는 많이 사용한다.

2. 무반흔구

뜸 놓을 혈에 약물을 놓고 그 위에 뜸봉을 놓아 태우는 것이다.

(1) 격강구 : 생강두께를 반 푼쯤 만들고 직경은 약 5푼
쯤 되게 썬다. 그런 후 굵은 바늘로 구멍을 몇 개 뚫어서
뜸 놓을 부위에 놓고 뜸봉을 놓고 태우면 된다. 이것은 비
증과 양허증 및 위장병, 구토설사 및 관절통, 소아구배 등
에 좋다.

(2) 격염구 : 배꼽 우묵한 곳에 소금을 채운 후 뜸봉을 놓
고 태운다. 이것은 신궐혈(배꼽)에 많이 사용되는데 토사
곽란으로 사지가 싸늘해지고 맥박이 미약한 증상에 좋다.

(3) 격산구 : 마늘을 생강편처럼 만들어 놓고 격강구와
같은 방법으로 뜬다. 이것은 폐결핵, 늑막염, 독충교상,
종양시초에 좋다.

(4) 격병구
1) 부자떡 뜸 : 부자가루를 술이나 온수에 반죽하여 떡
두께가 1푼쯤 되게 하고, 동전만 하게 만든다. 이것을 굵
은 바늘로 구멍을 몇 개 뚫어 뜸 놓을 부위에 놓은 후 뜸
봉을 놓고 태운다. 이것은 창양이 오래도록 아물지 않을
때와 음한동통에 좋다.

2) 두시떡 뜸 : 두(콩)시가루를 술에다 개어 두께가 2푼쯤 되게 하고, 동전만 하게 만든다. 이것을 굵은 바늘로 구멍을 몇 개 뚫어서 부자떡 뜸과 함께 뜬다. 이것은 옹저, 등창이 아물지 않으며 창빛이 암흑색 등에 좋다.

(5) 기타의 뜸법

1) 온침구법 : 침과 뜸을 동시에 적용하는 방법이다. 침대를 따뜻하게 하여 기운이 경락을 통하여 두 가지 작용을 일으키게 하는 것이다.

2) 구료기 : 이 기계는 금속으로 동그랗게 돼 있다. 밑 바퀴에 수십 개의 작은 구멍이 있고, 이 통속에 들어갈 금속통 역시 밑바닥에도 수십 개의 작은 구멍이 있다. 이 통 안에 뜸쑥을 넣은 다음 뜸뜰 혈 위에 놓고 태운다. 이것은 기혈을 고르게 하며 속을 덥게 하고 찬 기운을 없애준다.

약 뜸 방법

1) 약전국떡 뜸법 : 곪기 전의 헌데를 치료한다. 약전국, 후추, 생강, 소금, 파를 같은 양으로 짓찧어 동전 3개두께 만 하게 떡을 만들어 뜸을 뜬다.

2) 유황 뜸법 : 여러 가지 헌데가 오래도록 낫지 않고 고름이 생길 때 치료한다. 유황 1덩이를 헌 곳 크기로 만들어 놓는다. 유황에 불을 붙여 헌데 위에 놓는다. 이와 같이 3~5번 거듭하여 고름이 없어진다.

3) 마늘 뜸법 : 옹저와 종독으로 인한 심한 통증이나 감각이 없을 때 치료한다. 통마늘을 3푼 두께로 썰어서 헌데 위에다 놓고 그 위에 쑥뜸을 뜬다. 5장을 뜬 후 마늘을 바꾼다.

4) 뽕나무가지 뜸법 : 잔등에 생긴 헌데가 터지지도 않고 곪지도 않을 때 좋다. 뽕나무가지에 불을 붙였다가 입으로 불길을 죽인 다음 그것으로 종처를 지지면 된다. 하루에 3~5번 하며 매번 잠깐 동안씩 하는데, 굳은살이 없어질 때까지 한다.

5) 부자 뜸법 : 뇌루(腦瘻)와 여러 가지 옹종이 딱딱해 진

것을 치료한다. 부자를 바둑알만한 두께로 썰어서 부은 곳에 붙인 후 쑥뜸을 하면 된다. 부자가 마를 땐 뗀 후 침으로 부자를 적시면 된다.

6) 진흙뜸법 : 등창은 잔등 두 어깨박죽사이에 많이 나타난다. 처음엔 좁쌀알만 하고 아프거나 가렵다. 이것을 대수롭지 않게 여겨 치료하지 않으면 10일 이내에 사망한다. 깨끗한 진흙을 물에 반죽해 두께를 2푼으로 하고, 너비는 1치5푼의 떡처럼 만들어 헌데 위에 붙이고 뜸을 뜬다.

차 례

신통神通한 뜸

뜸의 공통상식과 주의해야 할 점
뜸을 하는 방법
약뜸 방법

증상에 따라 누구나 쉽게 할 수 있는 신통한 뜸

증상에 따라 누구나 쉽게 할 수 있는 신통한 뜸

증상에 따라 누구나 쉽게 할 수 있는

신통 神通 한

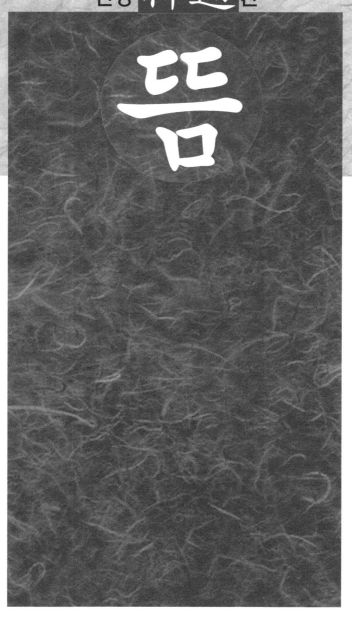

뜸

무병장수를 원하면 뜸을 떠라.

원 인 과 증 상

위장상태가 나쁘거나, 간장과 담낭증상, 당뇨병으로 인한 합병증이 나타난다. 몸이 나른하거나 몸이 여위고 갈증이 있으며 신경통, 뇌연화증, 뇌졸중 등에 족삼리를 자극하면 효과적이다. 또 호흡기의 이상으로 가슴이 답답하고 기침, 현기증, 발 냉증과 화끈거릴 때, 또 노이로제로 인한 콧병 등일 때도 좋다.

경 혈 찾 는 방 법

족삼리는 무릎 아래 약간 바깥쪽 부위에 있다.

지 압 으 로 치 료 방 법

무병장수를 하려는 경우 족삼리(족양명위경에 속하는 혈)를 지압하면 된다.

오래 살려면 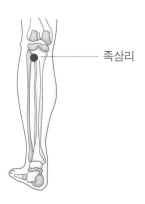 뜸 을 떠라

삼리는 위, 비, 신에 효과가 있기 때문에 삼리라고 한다. 리(里)는 이치에 통하는데, 즉 삼리에 침을 놓으면 위중의 딱딱함이 풀리고 방광이 좋아진다. 즉 삼리는 선천과 후천의 기를 보충한다. 이것으로 원기가 쇠약해지지 않기 때문에 장수의 뜸이라고도 한다. 예로부터 족삼리는 무병장수의 급소로 알려져 있다.

족삼리

정력을 강화할 때

원인과 증상

정력 감퇴, 쇠약증, 고혈압, 불면증, 냉증, 여드름, 두드러기 등이다.

경혈 찾는 방법

관원은 배꼽에서 9cm 아래로 내려간 지점, 즉 음교와 석문 밑에 있다.

지압으로 치료 방법

정력을 증강하려면 관원(關元)을 지압한다. 이 급소는 사람의 선천적인 원기를 관장하는 곳이다. 본래 임맥은 남녀의 성기와 밀접한 관계가 있다. 따라서 관원은 성기 질환 치료에 가장 많이 활용된다. 또한 복부 치골접합 바로 위의 급소인 곡골은 부인병 치료에 효과가 있다. 그리고 배꼽과 치골을 잇는 선의 배꼽 아래로 12cm 내려가면 급소 중극이 있다. 이 급소 역시 곡골과 마찬가지로 비뇨기, 성기의 질병, 부인과의 질병에 자주 활용된다.

오래 살려면 뜸을 떠라

　대부분 비유와 신유에 뜸은 뜬다. 비장과 신장이 나쁠 땐 아랫배에 힘이 없고, 배가 출렁거린다. 비장은 意(의)와 智(지)를 담당하는데, 비장을 치료하면 위가 자동적으로 치료되고 기억력까지 좋아진다. 신장은 精(정)과 志(지)를 다루기 때문에 신장을 치료하면 방광이 좋아지고 정력이 증진된다. 즉 비장이 나쁘면 물(水)이 혼탁해지고, 신장이 좋아지면 때가 나온다. 천식은 신장을 치료해야만 낫는다.

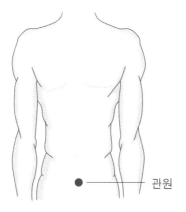

관원

요통일 때

원인과 증상

등과 허리통증, 오줌소태와 발기불능, 성욕이 없고 피로하다. 신장이 허하면 쉽게 피로하고, 정력이 약해지고, 몸의 탄력이 없어지고, 겨울에 질환에 걸리기 쉽고, 모든 의욕이 없어진다.

경혈 찾는 방법

지실은 제2, 제3 요추 극상돌기 사이에서 양옆으로 세 치 되는 곳이다.

지압으로 치료 방법

스태미나를 증강시킬 경우 지실(志室)을 지압하면 된다. 이곳은 족태양방광경에 속하는 혈이다. 또한 태어나면서부터 가진 체력의 강약을 판별하는 급소다.

지실은 요통치료에도 이용되며, 뜸 외에 마늘뜸, 생강뜸, 온보(따뜻하게 하여 정력을 보완하는 것) 등도 이용된다. 또한 요부는 신유, 경문, 대장유, 차료이고 등은 신주, 심유, 비유이고, 손은 곡지, 좌양지이고, 발은 삼리, 태계이고, 배는 중완, 하완, 수분 등에 뜸을 하면 된다.

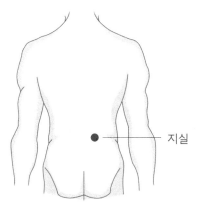

지실

팔 통증과 마비일 때

원인과 증상

팔이 아프거나 마비가 온다. 열이 있지만 땀이 나지 않으며 손바닥이 뜨겁다. 겨드랑이 밑이 붓고 명치에 통증이 있으며, 목이 붓고 입이 마른다. 모두 심장과 연관된 증상이다.

경혈 찾는 방법

대릉은 손바닥 쪽의 손목 금에서 중간에 해당하는 곳이다.

지압으로 치료 방법

팔 통증과 마비가 올 경우 대릉(大陵)을 지압하면 된다. 이곳은 수궐음심포경에 속하는 혈이다.

오래 살려면 뜸을 떠라

양릉천 바깥쪽 양유맥과 양릉천에 침을 동시에 놓으면 팔은 좋아지지만 곧바로 다리로 내려간다. 또한 손발의 류마티즘으로 움직일 수 없을 때 는 삼양락에 뜸을 20~30장하면 좋아진다.

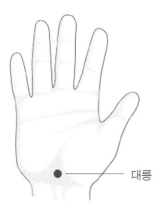

대릉

위장이 약해 설사할 때

원인과 증상

동계(심장의 고동이 보통 때보다 심해 가슴이 울렁거림)가 있거나, 명치가 아프거나, 위장이 약해 설사를 한다. 이외에 정력 감퇴나, 두통과 열이 많거나, 발이 찰 때도 좋다.

경혈 찾는 방법

황수는 배꼽 양쪽으로 1㎝ 떨어진 곳에서 조금 밑에 있다.

지압으로 치료 방법

위장이 약해 설사를 할 경우 황수를 지압하는데, 이것은 남자의 불임을 치유하는 급소이다. 다리를 쭉 뻗게 하고 위를 향해 반듯이 눕힌다. 그런 후 이 급소에 양손 중지를 가볍게 댄 후 다리 쪽으로 향해 힘껏 훑는다. 이때 심한 통증이 있으면 실허증에 빠진 것이다.

오래 살려면 뜸을 떠라

　음성의 설사는 양구에 뜸하면 바로 낫는데, 양명에 징후가 나타난다. 손에 양명(대장)의 병이 발의하는데, 양명(위경)으로 치료되는 것이다. 양성의 설사는 태양경의 곤륜에 나타나는데, 이를 새벽녘의 설사라고도 한다. 양구는 위경의 극혈로 위경련을 진정시킨다. 이곳은 대장가답아(설사계속, 허해서)의 특효혈로 설사를 멈출 때는 대개 좌측을 이용하면 된다.

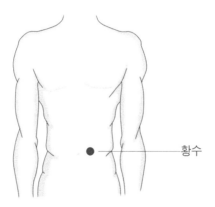

황수

몸이 허약하고 피곤할 때

원인과 증상

몸이 허약하거나, 쉽게 피로를 느끼거나, 정력이 약하거나, 수족이 차거나, 흥분이 쉽게 가라앉지 않거나, 장딴지가 아프거나, 원인 모를 두드러기가 난다.

경혈 찾는 방법

태계는 안쪽 복사뼈 바로 뒤쪽인데, 이것은 급소 곤륜과 복사뼈를 내(엄지발가락 쪽) 외(새끼발가락 쪽) 사이다.

지압으로 치료 방법

피곤 및 피로할 경우 골짜기를 의미하는 태계(콩팥 순환계)를 지압하면 된다. 태계에 응어리나 통증 등이 나타나면 몸에 이상이 있다.

오래 살려면 뜸을 떠라

　좌우 골육문에 침과 뜸, 즉 중완, 좌양지, 양문, 골육문, 신유, 경문, 차료, 신주, 격유, 간유, 비유, 곡지, 족삼리, 태계 등에 뜸을 뜨면 된다.

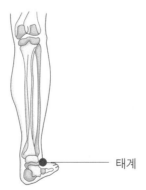

태계

생리불순, 눈이 침침할 때

원인과 증상

피로나 피곤하여 눈이 침침하거나, 멀리 있는 물체가 잘 보이지 않거나, 생리불순, 쉽게 피로하거나, 아랫배가 더부룩하다.

경혈 찾는 방법

수천은 사람의 안쪽 복사뼈 주변에는 간(肝), 신(腎), 비(脾)와 연관된 급소들이 많다. 위치는 복사뼈 안쪽 뒤편인데 태계에서 약 3cm 아래에 있다.

지압으로 치료 방법

눈이 침침할 경우 수천(水泉)을 지압하면 되는데, 콩팥은 오행 가운데 수에 해당된다.

오래 살려면 뜸을 떠라

기문을 뜸을 하면 된다. 생리가 나오지 않을 때 혈해 등을 사용해도 효과가 없을 경우엔 기문에 뜸을 하면 나오는 경우도 있다. 즉 기문은 간경이고 간경은 음기를 휘감고 있기 때문이다.

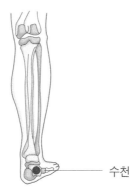

수천

발기불능일 때

원인과 증상

남녀성기에 관련된 것인데, 여성은 배가 붓고 대하증세
가 심할 때, 남성은 발기불능 등이다. 이외에 통증이 심
한 요복 신경통도 나타난다.

경혈 찾는 방법

음곡은 슬 관절(무릎에 있는 관절) 안쪽 뒤편쪽 복사뼈
위에 있다.

지압으로 치료 방법

발기불능일 경우 음곡(陰谷)을 지압하는데, 이곳은 피
로와 정력 감퇴에서 나타나는 무릎 경화증을 부드럽게
풀어준다.

오래 살려면 뜸을 떠라

관원혈의 관은 우리 인체의 관문이 된다는 의미이
고, 원은 으뜸 원자로 원기를 보하는 가장 중요한 혈
이라는 뜻이다. 기를 수련하는 사람들은 이 부위를
단전이라고 하여 모든 기가 집중되어 있는 중요한
자리로 여긴다. 이곳에 뜸을 뜨면 발기불능에 효과
가 있다.

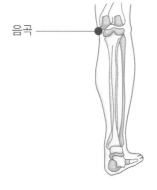

음곡

발과 무릎이 피로할 때

원인과 증상

무릎이 아프고 발이 무거우며 당기는 느낌이 있거나, 하복부가 당기면서 아프거나, 허리에서 다리와 어깨에 이르기까지의 통증이나, 좌골신경통이 나타난다. 좌골신 경신경통이 있으면 발목, 무릎, 발의 관절들을 제대로 움직일 수 없다. 이것이 요통으로 변해 둔부근육에 나타난다. 이 요통은 요통좌골신경증후군이라 해서 허리에서 다리에 걸친 통증은 요추변형에서 나타난다.

경혈 찾는 방법

거료는 제11 늑골의 첫 번째 밑으로 25㎝센티 내려간 곳에 있다. 하지만 이 급소를 찾아내기가 쉽지 않다.

지압으로 치료 방법

발이나 무릎의 피로를 풀려면 거료를 지압하면 되는데, 이 급소에 양 엄지손가락으로 환자를 몸 중심을 향해 힘껏 지압하면 된다.

오래 살려면 뜸을 떠라

양릉천, 중완, 양지에 뜸을 뜬다. 또한 기문(간경), 대횡, 거료, 환도 등에 침을 놓는다. 그 위에 위중과 위양에 침을 놓으면 족이 조금 펴지고 엎드릴 수 있게 된다. 신유, 경문, 지실, 고황에 뜸을 뜨면 족이 많이 펴지게 된다. 따라서 그 다음은 기본 자리로 뜸을 더하면 효과가 높다.

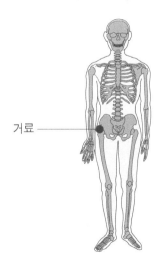

거료

성욕이 감퇴 되었을 때

원인과 증상

무릎과 목이 부어 아프거나 남녀의 성욕감퇴나, 생리불순 등이다.

경혈 찾는 방법

슬관은 무릎안쪽 구부러지는 곳에서 5cm 아래로 내려온 곳이다.

지압으로 치료 방법

성욕이 감퇴되었을 경우 슬관(膝關)을 지압하면 되는데, 이것은 간의 순환계가 발의 밑에서 무릎으로 들어가는 문을 뜻한다. 슬관 바로 위해 급소 곡천이 있는데, 무릎에 사기가 들어왔을 때 이 급소를 치료하면 된다. 이 급소를 슬관과 병용한다면 중상에 큰 효과가 있다.

오래 살려면 뜸 을 떠라

골(骨)의 회(會 인체 뼈에 대한 모든 혈이 만나는 혈)혈은 대저(족태양방광경의 경혈 이름) 혈은 골병(骨病 뼈의 모든 병)을 치료하는 혈로, 이혈에 뜸을 뜬다. 또한 노화현상으로 나타나는 변형성 슬관절증의 통증은 슬관과 곡천에 뜸을 뜨면 통증이 제거된다.

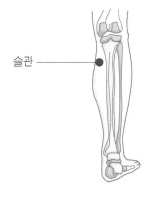

슬관 ——

과로로 몸이 지쳐 있을 때

원인과 증상

몸이 피곤하거나 관절류머티즘 등으로 통증에 심하다.

경혈 찾는 방법

노궁은 손을 가볍게 쥘 때 넷째 손가락 끝이 닿는 곳이다.

지압으로 치료 방법

과로로 지친 몸을 풀 경우 노궁(勞宮)을 지압하면 되는데, 이것은 수궐음심포경에 속한 침혈 이름이다. 통증이 심한 류머티즘관절염일 때도 이곳을 누르고 있으면 완화된다.

오래 살려면 뜸 을 떠라

차료에 뜸을 뜨면 되는데, 이곳은 소장유와 함께 신경통, 류마티즘, 관절염 등의 명혈이다. 하복부병 대부분이 이곳에 나타난다. 만약 차료가 부풀어지면 수족이 차가워지는데, 뜸을 뜨면 수족이 따뜻해진다. 또한 중풍, 급경풍, 각종 출혈 등일 때 침과 뜸을 놓으면 효과적이다.

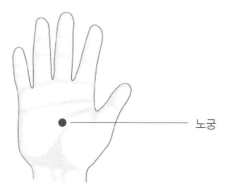

노궁

증상에 따라 누구나 쉽게 할 수 있는 신통한 뜸

당뇨병으로 인한 황달일 때

원인과 증상

나른하거나 허약해진 몸, 목이 자주 마른다. 또한 만성 위병, 식욕감퇴, 부스럼 등도 나타난다.

경혈 찾는 방법

비수는 제11과 12흉추 사이에서 옆으로 각각 두 치 (4~5cm) 떨어진 곳이다. 여기서 비는 췌장을 말하며 위의 아래쪽에 있는 15cm크기의 암황색 장기다.

지압으로 치료 방법

당뇨병으로 인한 황달일 경우 비수(脾?)를 지압하면 되는데, 이것은 방광경에 속하는 혈이다. 기분이 나빠져 있을 때도 이 급소를 이용하면 해소된다.

오래 살려면 뜸을 떠라

당뇨병은 비장이 관계하는데 이곳은 당분을 취급하는 곳으로 고장이 나면 당분이 소변으로 배뇨된다. 이럴 경우 중완+양지+비유+삼초유 등에 뜸을 뜨면 된다. 중완의 뜸은 중초를 조절하는데, 당뇨는 비장의 병이기 때문에 비장과 삼초가 관계한다. 따라서 삼초를 좋게 해야만 한다.

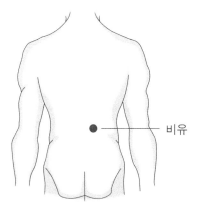

비유

감기로 인한 두통일 때

원인과 증상

목덜미가 뻣뻣하다. 감기를 한의학에서는 바람이 오장 육부로 들어오면 풍, 외부에서 침입하면 감기(풍사)라고 한다.

경혈 찾는 방법

풍문은 제2?3 흉추사이에서 옆으로 두 치(4~5cm)부위 다.

지압으로 치료 방법

감기로 발생한 통증일 경우 풍문(風門)을 지압하면 되는데, 이것은 방광경에 속하는 혈이다.

오래 살려면 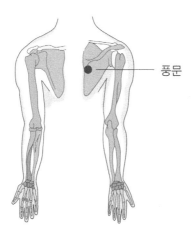뜸을 떠라

측두부의 두통에는 담유(뜸)에 양릉천(뜸)과 일월 (침)을 보충하면 된다. 열이 있는 곳에 침을 놓으면 침이 가라앉아서 무겁다. 즉 침에 살이 휘감기는 것 처럼 조작이 자유롭지 못하다.

풍문

두통이 발생할 때

원인과 증상

머리가 아프거나 피로한 눈, 목덜미나 어깨가 굳어질 때, 후두신경통, 50대 견비통, 마비증, 고혈압으로 시력이 나빠졌을 때, 차멀미 등이다.

경혈 찾는 방법

천주는 목덜미 가운데에서 양측 머리털이 시작하는 부분에 승모근이 있는데, 이곳을 엄지손가락으로 지그시 누르면 눈이 밝아지는 것처럼 느껴지는 곳이다.

지압으로 치료 방법

두통이 발생할 경우 천주(天柱)를 지압하면 된다.

오래 살려면 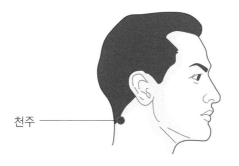뜸을 떠라

상성, 백회, 신주, 풍부, 중접(상천주), 천유, 풍지 등의 혈이 효과적이다. 등의 제1행을 사용하면 어디라도 경락이 속하는 곳의 유혈이 제1행으로 풀린다. 또 열로 인해 머리와 목이 아플 때는 천주에 침을 놓아 땀이 나오면 반드시 낫는다.

천주 ──

콧구멍 속의 질병일 때

원 인 과 증 상

콧구멍 속에 생기는 부스럼이나 코가 막히고 콧물이 흐르며, 도통이 나타난다.

경혈 찾는 방법

통천은 곡차의 뒤쪽, 머리 꼭대기 좌우양편으로 5cm지점에 있다. 머리카락이 덮여 있어 판별하기가 어렵다.

지압으로 치료 방법

통천(通天)을 지압하면 되는데, 이 급소의 이름은 이곳에서 순환계가 머리꼭대기를 통해 뇌 속으로 순환한다고 붙여진 것이다. 방광의 급소 순환계 두통이 바로 편두통(태양두통)이다.

오래 살려면 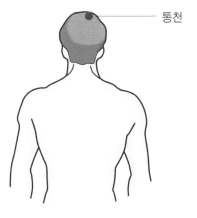뜸을 떠라

침을 사용할 때는 발목 바깥에 있는 복사뼈가 급소이며, 곤륜(발목 바깥쪽 복사뼈의 뒤쪽)과 병용하고 있다. 비창은 코의 부스럼을 말한다. 이때 수삼리에 15~30장의 뜸을 뜨면 종기나 부스럼 치료가 된다.

통천

혈압을 낮추려고 할 때

원 인 과 증 상

흉쇄유돌근이 결리거나, 천식이거나, 기침이 나거나, 숨이 찰 때나, 구역질, 트림, 메슥거림, 시장기 등이 나타난다.

경혈 찾는 방법

부돌은 결후에서 바깥쪽으로 10cm센티 떨어진 양쪽에 위치하고 있다.

지압으로 치료 방법

혈압을 낮추려고 할 경우 부돌(扶突)을 지압하면 되는데, 부라는 글자는 손가락 네 개를 모은 길이다. 결후가 튀어나온 곳에서 새끼손가락, 약손가락, 가운데손가락, 집게손가락 등 네 개를 모아서 나란히 놓으면 가장 바깥쪽에 있는 손가락이 굵은 흉쇄유돌근에 닿는다. 이 부돌은 바로 흉쇄유돌근 속에 있다. 또한 이곳은 목에서 목구멍에 걸친 혈액순환에 영향을 준다.

오래 살려면 뜸을 떠라

노유는 혈압을 내리기 위해서 활용된다. 노유는 겨드랑이 횡문의 끝과 견갑극을 연결하는 선의 중심점에 있다. 혈압의 높고 낮음을 촉진하는 요혈로 후두부의 충혈, 불균형을 바로잡는다. 만약 이 혈이 굳어져 있으면 반드시 후두부가 굳어있는데, 이곳에 뜸을 뜨면 풀린다.

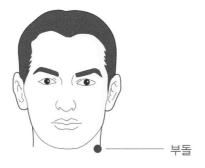

부돌

설사를 멈추게 할 때

원인과 증상

과식으로 설사가 있고 뱃속이 편치 않다. 이때 어제에 핏대가 선다.

경혈 찾는 방법

어제는 손바닥을 펴면 엄지손가락 뿌리부근에 물고기의 배와 비슷한 곳이다.

지압으로 치료 방법

설사를 멈추게 할 경우 어제(魚際)를 지압하면 되는데, 이곳은 장이 좋지 않을 때 지압하면 된다. 이밖에 피곤해서 손바닥에 열이 날 때도 유효하다. 감기로 기관지염이나 폐렴 등의 시초 징후가 이곳에서 나타난다.

오래 살려면 **뜸** 을 떠라

곤륜에 뜸을 하면 치유된다. 사와다 요혈에서는 바깥복사뼈의 직하 5분 정도의 부분, 즉 가는 심줄이 닿는 곳이다. 또한 양구에 뜸을 해도 바로 낫는다.

증상에 따라 누구나 쉽게할 수 있는 신통한 뜸

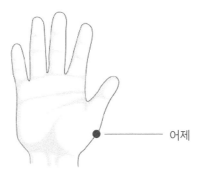

어제

배탈과 변비일 때

원인과 증상

배탈로 설사를 하거나 변비가 생겼거나 부인과질환이 나타난다. 또한 나른하고 쉽게 피로해지거나, 끈기가 부족하다.

경혈 찾는 방법

천추는 족양명위경에 속하는 혈로 배꼽 좌우 두 치 되는 곳에 있다.

지압으로 치료 방법

배탈 및 변비가 있을 경우 각종 대장질환, 설사 등의 증상에 사용되는 치료점인 천추를 가볍게 지압하면 된다. 이때 장심(손바닥이나 발바닥의 한가운데)에 딱딱한 응어리가 나타나는데, 체력이 쇠약해진 증거다.

양구에 뜸하면 바로 낫고, 곡지에 공최를 보충해서 뜸을 해도 된다.

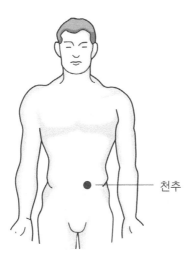

천추

심한 기침이 날 때

원인과 증상

기침 때문에 숨이 차거나, 콜록거리는 기침이 나타난
다.

경혈 찾는 방법

협백은 차렷 자세를 취할 때 유방의 높이와 같은 팔 부
위의 근육이 생기는 곳이다.

지압으로 치료 방법

심한 기침이 날 경우 백(俠白)을 지압하면 되는데, 이곳
은 폐를 사이에 둔 급소다. 한의서에 보면 간과 담을 목
(木, 靑), 심과 소장을 화(火, ?), 비와 위를 토(土. 黃),
폐와 대장을 금(金, 白), 신과 방광을 수(水, 黑)로 나타
내고 있다. 이에 따라 협백의 백은 금으로 폐를 말한다.
폐를 앓으면 피부영양이 빠지고 얼굴빛이 창백해진다.
따라서 폐결핵에 걸리면 얼굴이 창백해져 미인으로 지칭
되기도 했다.

오래 살려면 뜸을 떠라

오주에 뜸을 하면 효과적이다. 또한 심계항진, 호흡
곤란, 호흡기병 등에 좋은데 잦은 기침을 멎게 하고
천식에도 효과적이다. 만약 천식일 경우엔 20장정도
의 뜸을 뜨면 된다.

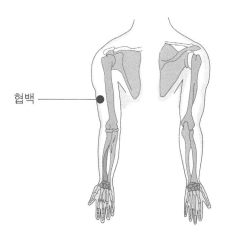

협백

위장이 더부룩할 때

원인과 증상

명치에서 위장까지 찌르는 듯 한 심한 통증, 트림, 위장이 더부룩하거나 물이 고인 듯 한 느낌이다. 또한 명치부터 양쪽 옆구리까지 답답하다. 그리고 늑간신경통(등뼈에서 늑간까지의 통증)과 천식으로 숨이 차거나 기침이 나타난다.

경혈 찾는 방법

불용은 명치의 양쪽인 여덟 번째 늑골의 제일 앞쪽 끝에 있다.

지압으로 치료 방법

위장의 이상 증세를 제거하는데 즉효다. 위장이 더부룩한 경우 위장의 급소 불용(不容)을 지압하면 된다.

오래 살려면 뜸을 떠라

뜸의 위치는 중완인데, 이곳에 양지를 보통하면 효과적이다.

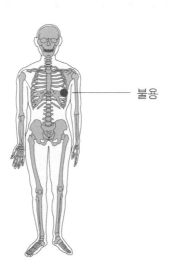

불용

눈의 통증이 있을 때

원인과 증상

삼차신경통으로 눈 속이 아프거나 눈 자체가 피로하다.

경혈 찾는 방법

찬죽은 눈썹의 안쪽 끝 부위에서 누르면 우묵한 곳이
다.

지압으로 치료 방법

눈의 통증이 있을 경우 찬죽을 지압하면 되는데, 이것
은 족태양방광경에 속하는 혈이다. 이곳을 오랫동안 누
르면 건강한 사람도 두통을 느낀다. 지압은 3~5초 정도
의 간격으로 3~4회 지그시 하면 통증이 제거된다.

오래 살려면 뜸을 떠라

독맥에 침을 놓으면 해결된다.

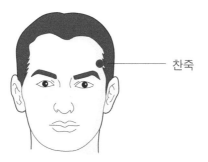

찬죽

위장이 좋지 않을 때

원인과 증 상

위장이 나빠 입이 삐뚤어지거나, 혈압이 높아 혀가 꼬부라진다. 또 부스럼과 습진도 나타난다.

경혈 찾는 방법

지창은 입아귀로부터 양옆으로 네 푼 되는 곳에 있다.

지압으로 치료 방법

위장이 좋지 않을 경우 지창을 지압하면 된다. 지창은 위경에 속하는 혈로 이곳이 거칠면 입 냄새가 심하다.

양릉천이 가장 효과가 있다. 간유, 근축, 수삼리(통증을 동반할 경우), 지창(사용하지 않아도 되며 아주 작은 뜸을 사용한다) 등에 뜸을 뜬다.

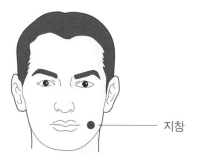

지창

치통과 이통이 있을 때

원 인 과 증 상

안면에 신경마비가 나타나 눈이 감기지 않거나 입이 삐뚤어진다. 즉 치통과 이통이 있을 경우 무더운 여름날 한쪽 얼굴에 차가운 바람을 장시간 쐴 때, 그쪽 얼굴에 마비되어 눈꺼풀이 감겨지지 않거나, 입이 삐뚤어지면서 침까지 흘린다.

경 혈 찾는 방법

하관은 광대뼈(협골궁)를 중심으로 얼굴의 아래쪽 턱부분이다.

지압으로 치료 방법

하관을 활용하면 된다. 즉 광대뼈 밑에 있는 언저리를 따라가면서 강하게 눌러 심한 통증이 나타나는 곳을 지압하면 된다. 또한 귀나 이빨이 심하게 아플 때도 효과가 있다.

오래 살려면 뜸을 떠라

상치통은 궐음유이나 내정에, 하치통은 온류에 뜸
을 뜨면 해결된다.

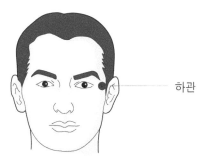

하관

혈압이 높을 때

원인과 증상

고혈압을 낮추거나, 천식이나 만성 기관지염, 여성은 만성 갑상선질환이 나타난다.

경혈 찾는 방법

인영은 족양명위경라는 혈의 하나로 후두결절 양옆의 경동맥 부위의 맥이 뛰는 곳, 즉 왼쪽손목에 있는 진맥부위이다. 다시 말해 결후(성인 남자 목 중간쯤에 돌출된 뼈) 바깥쪽 5㎝ 떨어진 곳에 있는 두근거리는 맥이다.

지압으로 치료 방법

혈압이 높을 경우 인영을 지압하면 된다. 인영맥과 요골동맥(손목 엄지손가락 쪽)의 움직임을 비교해 건강상태를 알아내는 맥진인 인영맥 구진방법을 사용하면 된다.

오래 살려면 뜸을 떠라

신주, 노유, 심유, 비유, 신유, 소장유, 차료, 중완, 수분, 좌양지, 태릉, 곡지, 족삼리, 곡천, 태계 등이다. 태릉은 심장의 판막이 나쁘기 때문에, 수분은 신장이 나쁘기 때문에, 노유는 혈압을 내리기 위해서 활용된다.

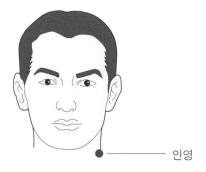

인영

목이 마르고 식욕이 없을 때

원인과 증상

임신여부를 알 수 있는데, 임신일 땐 맥이 그치지 않고 강하게 뛴다. 눈이 피로하거나, 목이 마르고 식욕이 없거나, 동계가 심하고 가슴이 통증이 있거나, 팔이 아프고 마비가 오거나, 손바닥이 화끈거린다.

경혈 찾는 방법

신문은 손목(손바닥 쪽)의 새끼손가락 방향에 있다.

지압으로 치료 방법

목이 마르고 식욕이 없을 경우 신문(神門)을 지압하면 되는데, 신문이란 이름은 오장육부, 즉 심장에서 나오고 있다는 용양의학적인 사고에서 나온 것이다. 또한 심장으로 통하는 관문이라는 점에서 이름이 생겼다. 이 급소로 심장의 증상을 파악할 수 있다.

오래 살려면 뜸 을 떠라

곡지와 극문을 연결하는 선, 즉 심경과 교차하는 점
에 뜸을 뜨면 좋다.

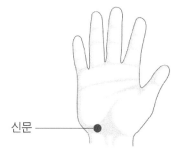

신문

50대의 견비통일 때

원인과 증상

50대 견비통이나 팔이 아프거나 저리다.

경혈 찾는 방법

견우는 팔을 들 때 어깨 끝 부분 앞쪽의 우묵한 곳이다.

지압으로 치료 방법

50대의 견비통일 경우 견우를 지압하면 되는데, 이것은 대장경(大腸經)에 속하는 혈의 이름이다. 팔꿈치에 힘을 준 다음 이 급소를 집게손가락으로 누르면 효과가 있다.

오래 살려면 뜸을 떠라

고황 아래쪽에 침을 놓으면 된다. 이때 환자를 엎드리게 한 후 견갑골이 넓게 열리게 해서 고황의 하(下)1촌 정도의 위치를 더듬어 찾아보면, 딱딱하고 동글동글한 부분이다. 또한 온구치료를 하면 잘 드는데 견우에 쑥뜸을 4~5차례 계속하면 된다.

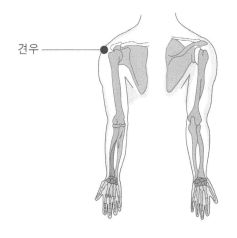

견우

눈 꼬리 잔주름을 제거할 때

원인과 증상

눈 꼬리의 잔주름을 제거하는데 이 급소가 가장 효과적이다.

경혈 찾는 방법

동자료는 눈 꼬리 함몰부이다. 이것은 족소양담경에 속하는 혈의 이름이다.

지압으로 치료 방법

눈 꼬리 잔주름을 제거하는 데는 동자료를을 지압하면된다. 이 급소는 귀 바로 앞과 협골위쪽에 있는 객주인, 귀 앞부분 함몰부위에 있는 청회, 대머리가 가장 잘 벗겨지는 함염, 함염 바로 밑이 현로, 그 밑에 현리 등의 급소와 함께 편두통, 눈안개, 현기증, 이명, 얼굴마비, 신경통, 삼차신경마비 등의 치료하는데 효과적이다.

오래 살려면 뜸을 떠라

신주, 천료, 심유, 비유, 신유, 차료, 중완, 좌양지,
곡지, 족삼리, 태계 등이다.

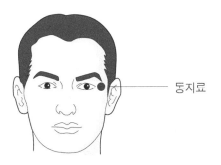

동지료

식욕이 부진할 때

원인과 증상

밥맛이 없거나, 다리가 붓거나, 오줌소태나, 배가 팽만하다. 또한 발이 차거나, 붓거나, 오줌소태나, 배탈 등이다.

경혈 찾는 방법

지기는 삼음교를 거쳐 정강이로 올라가면 무릎에서 16㎝ 아랫부분이다.

지압으로 치료 방법

식욕이 부진할 경우 지기(地機)를 지압하면 되는데, 이것은 태음극이라고도 한다. 뼈와 살 사이에 있는 급소로 급성증상에 효과가 있다. 태백도 좋다.

오래 살려면 뜸을 떠라

삼리(위경의 합), 태계(신장의 원)의 뜸만으로도 각 기병이 치유된다.

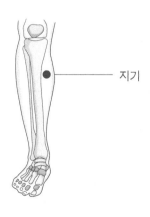

지기

급체일 때

원 인 과 증 상

구토, 그치지 않는 딸꾹질, 체했을 때 등이다.

경혈 찾는 방법

격관은 제7 흉추의 밑 등뼈 가운데서 좌우로 격수가 있고, 거기서 밖으로 4.5㎝ 떨어져있다.

지압으로 치료 방법

급체일 경우 격관(膈關)을 지압하면 된다. 격관을 고서엔 음식이 내려가지 않거나 막혔다고 되어 있다. 이것은 오늘날의 암과 같은 증상이다. 이 암은 위의 입구부분 즉 횡격막 밑에서 쉽게 발병된다. 이것을 한의학에서는 가슴이 막힌다 혹은 목이 막힌다고 한다.

오래 살려면 뜸을 떠라

명문(사와다)에 5~6장의 뜸을 뜨면 된다. 수는 신에 속하는데, 수를 토하는 것은 신의 조장으로 수의 처리가 좋지 않기 때문이다.

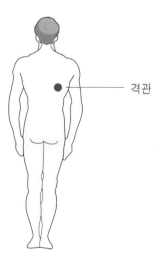

격관

천식, 요통, 가래 등일 때

원인과 증상

천식, 요통, 가래, 발과 무릎의 피로 등이다. 근육이 굳어 있거나 가볍게 누를 때 통증을 나타나면 과로한 것이다. 이런 증상이 나타나면 혈압이 오르고 정력이 감퇴되며, 발이 붓고 잠을 설치며 부스럼 등의 증세가 나타난다. 여성은 생리불순으로 허리통증과 발이 냉해진다.

경혈 찾는 방법

신수는 옆구리 밑에 위치한 늑골의 선단과 높이가 같은 곳, 즉 제2 요추의 극돌기 밑 척추 좌우양측 4~5cm정도에 있다.

지압으로 치료 방법

신수를 지압하면 되는데, 이것은 좌우의 콩팥 위에 있는 내분비 샘을 말한다. 이곳은 몸의 상태를 진단하는 곳이다. 진단 때 허리뼈의 좌우양측 근육에 큰 응어리 및 압통이 없으면 건강한 것이다.

오래 살려면 뜸을 떠라

배의 오주(중완, 거궐, 양문, 하완)+기해에 뜸을 하면 거의가 치유된다. 또한 신유+경문+중료+근축+신주+차료에 뜸(폐유, 심유를 사용하지 않아도 치유됨)한다. 이밖에 오지+곡지+삼리+태계+(중부)+(척택) 에 뜸을 뜬다.

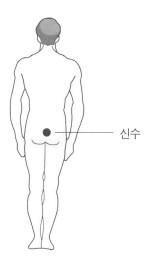

신수

몸이 비만하거나 마를 때

원인과 증상

발과 무릎의 피로, 비만과 마른데, 그리고 흥분과 요통 등이다.

경혈 찾는 방법

삼음교는 발 안쪽 복사뼈의 중심에서 위로 세 치 올라간 곳에 있다.

지압으로 치료 방법

발과 무릎이 피로할 경우 삼음교(三陰交)를 지압하면 되는데, 이것은 족태음비경에 속하는 혈이다. 이 급소는 비의 태음, 간의 궐음, 신의 소음이 엇갈리는 지점에 있다. 배꼽을 놓고 위에 간장이 있고 밑에 신장이 있다. 즉 한의학에서는 간장에서는 용기가, 신장에서는 친절이 나타난다고 한다. 임신 때 삼음교와 합곡에 침을 놓으면 태아가 죽는다고 한다. 그러나 실제로는 그렇지 않다.

오래 살려면 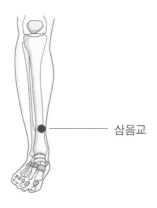뜸을 떠라

요부는 신유, 경문, 대장유, 차료이고 등은 신주, 심유, 비유이고, 손은 곡지, 좌양지이고, 발은 삼리, 태계이고, 배는 중완, 하완, 수분이다.

삼음교

뒷머리 통증과 어깨 뻐근할 때

원인과 증상

뒷머리가 아프고 목에서 어깨까지 뻐근하다. 눈이 피로하고 이명이 나타난다. 이빨이 아프고 어깨에서 팔뚝까지 통증이 있다. 위장상태가 나쁘고 감기 기운으로 뼈마디가 쑤신다. 견갑통, 후두골 신경통, 고혈압 증상 등이 나타난다.

경혈 찾는 방법

견정은 어깨 위 가장 위쪽 부분으로 팔을 펴면 오목하게 들어가며 삼지(三指)로 눌렀을 때 중지가 닿는 곳이다.

지압으로 치료 방법

어깨의 뻐근함을 치료하려면 견정(肩井)을 지압하면 되는데, 이것은 담경(膽經)에 속한 혈의 이름이다. 목덜미에서 어깻죽지까지 지압하는 방법을 견정술이라고 한다. 이 급소를 중심으로 시술하면 된다. 이때 강하게 주무르거나 두드리면 안 되고, 고혈압 환자에게 시술하면 위험하다.

오래 살려면 뜸을 떠라

천료나 유미관에 뜸을 뜨면 효과가 있는데, 두통, 두중(頭重) 등에도 좋다.

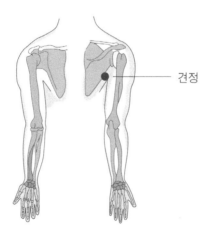

견정

어지럽고 허리가 아플 때

원인과 증상

무릎이 시려서 통증이 있거나 차게 자서 배탈이 났거나, 식욕이 없거나, 옆구리가 답답하거나, 숨이 가쁘거나, 어지럽고 허리가 아프다. 또한 두통, 이명, 어깨 결림, 기침, 동계, 배탈, 몸 안이 시리고 바깥은 열과 함께 붓는다.

경혈 찾는 방법

음릉천은 굵은 정강이뼈 안쪽 위의 우묵한 부위이다.

지압으로 치료 방법

무릎이 시리고 아플 경우 음릉천(陰陵泉)을 지압하면 되는데, 이것은 족태음비경에 속하는 혈이다. 한의서에 병이 높고 안에 있으면 음릉천에서 제거하고, 반대이면 양릉천에서 제거하면 된다고 기록되어 있다.

오래 살려면 뜸 을 떠라

신주에 뜸하면 효과적인데, 어린이는 천주에 뜸을 뜬다.

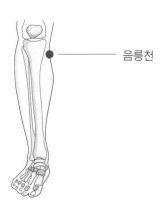

음릉천

치통과 편도선염일 때

원인과 증상

목구멍과 이빨, 편도선이 아프고. 특히 고혈압으로 혈액순환에 이상이 나타난다.

경혈 찾는 방법

천정은 목을 최대한 왼쪽으로 돌렸을 때 한쪽 목의 근원부에서 가슴 한복판에 걸쳐 나타나는 딱딱한 근육이 바로 흉쇄유돌근이다. 이 근의 뒤쪽에 천정이 있다.

지압으로 치료 방법

고혈압이 있을 경우 천정을 지압하면 된다. 이 급소가 있는 흉쇄유돌근 안쪽으로 심장과 머리를 연결하는 혈관과 수많은 신경이 지나가기 때문에 중요한 곳이다. 더구나 혈액의 흐름을 조절하는 곳이다.

오래 살려면 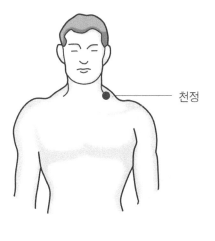뜸을 떠라

신과 대장 제1행에 침을 놓고 뜸을 하면 목덜미가 부풀었던 것이 사라진다.

천정

장이 나쁠 때

원인과 증상

장이 나빠 설사나 혹은 징후가 있거나, 단순한 설사, 감기의 열로 설사가 나타난다.

경혈 찾는 방법

상양은 둘째손가락의 엄지손가락 쪽 손톱 뒤 모서리에서 한 푼 뒤에 있다.

지압으로 치료 방법

설사가 날 경우 상양(商陽)을 지압하면 되는데, 이것은 수양명대장경에 속하는 혈이다. 이 급소는 폐의 순환계가 목의 근원부에서 팔을 거쳐 엄지손가락 끝에 있는 소상에 이르러 여기서 대장의 순환계로 옮긴다. 그 이유는 오장육부의 부는 양, 장은 음인데 대장은 양에 속하고 폐는 음에 속하기 때문이다.

오래 살려면 **뜸**을 떠라

명문에 뜸을 뜨면 치료된다. 명문은 부신에 관한 것이다. 난경은 오른쪽을 명문이라 하고 왼쪽은 신이라고 한다.

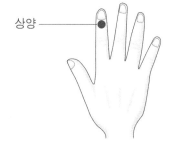

상양

치통, 이명, 손목에 이상이 있을 때

원인과 증상

목 통증, 치통, 이명, 귀가 들리지 않거나, 손목을 움직이면 아프거나, 손목의 움직임이 부드럽지 않다.

경혈 찾는 방법

양계는 엄지손가락에 힘을 주면 손등 쪽 근원부에 두 개의 딱딱한 힘줄이 나타난다. 두 개의 힘줄 사이의 우묵하게 들어간 곳이다.

지압으로 치료 방법

손목에 이상이 있을 경우 양계(陽谿)를 지압하면 된다. 이곳은 대장의 순환계를 이루는 급소인데 손등에도 있다. 그 이유는 손등이 양, 손바닥이 음이기 때문이다.

오래 살려면 뜸을 떠라

신주, 천료, 노유, 부분, 고황, 의희, 기죽마, 비유, 신유, 차료, 중완, 좌양지, 수삼리, 온류, 태계, 축빈, 궐음유 등이다. 궐음유는 상 치통을 치료하는 명혈이며 심포경에 속한다. 상치와 심포경은 밀접한 관계에 놓여 있다. 온류(사와다)는 하치통을 치료하는 명혈이다.

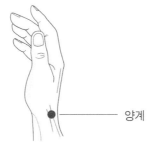

양계

증상에 따라 누구나 쉽게 할 수 있는 신통한 뜸

얼굴 종기나 여드름이 날 때

원인과 증상

목구멍이 아프거나, 편도선이 붓거나, 설사나, 얼굴 종
기나, 여드름이나, 반신불수나, 팔 신경통 등이다.

경혈 찾는 방법

삼리는 굽힌 팔꿈치에서 집게손가락 쪽으로 6cm 떨어
진 곳에 있다.

지압으로 치료 방법

마음이 초조할 경우 삼리(三里)를 진정시키면 되는데,
이 급소가 다리에도 있다. 이에 다리의 삼리와 구별해 수
삼리나 상삼리라고 한다. 이 급소 가까운 곳에 급소 하렴
과 상렴이 있다. 더구나 세 개의 급소가 나란히 있는데,
그 중에 세 번째로 있는 것을 삼리라고 한다.

오래 살려면 뜸 을 떠라

반신불수는 근축과 차료에 뜸을 하면 효과가 있고, 소장유의 혈은 류마티즘, 관절염의 명혈(침과 뜸 모두 해당)인데, 부인과 질환, 남자 생식기병, 좌골신경통 등에 꼭 필요한 혈이다.

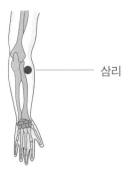

삼리

코가 막힐 때

원인과 증상

코가 막히거나, 얼굴 절반이 마비되거나, 얼굴의 신경통 등이다.

경혈 찾는 방법

영향은 콧방울에서 바깥쪽으로 다섯 푼 되는 곳이다.

지압으로 치료 방법

코가 막힐 경우 영향(迎香)을 지압하면 되는데, 이것은 수양명대장경(手陽明大腸經)에 속하는 혈이다. 음양오행 사상 중 오향이라는 것이 있는데, 이것은 다섯 가지 대표적인 냄새를 오행이나 오장의 형태와 빛깔에 대입시킨 것이다. 음양오행에서의 다섯 가지 냄새란 기름 냄새, 타는 냄새, 향기로운 냄새, 비린내, 썩은 냄새 등을 말한다. 이것을 오행과 오장에 대입시키면 기름 냄새는 오행의 목, 오장의 간과 담에 해당된다.

오래 살려면 뜸을 떠라

엎드린 자세로 신유와 차료, 수삼리와 족삼리에 침을 놓으면 코의 혈이 뚫린다.

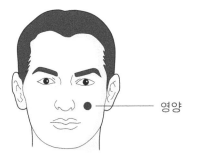

영양

감기로 두통과 코가 막혔을 때

원인과 증상

감기증상으로 두통이나 코가 막힌다.

경혈 찾는 방법

곡차는 눈 안쪽 끝에서 머리 쪽으로 이마와 머리카락이 돋아나는 머리부위와 경계를 이루는 곳이다.

지압으로 치료 방법

코가 막혔을 경우 곡차(曲差)를 이용하면 되는데, 이것은 이마에서 머리카락이 나는 부위, 즉 이마에서 머리로 구부러져 넘어가는 모퉁이를 말한다.

오래 살려면 뜸을 떠라

골육문에 뜸을 하면 효과가 있다.

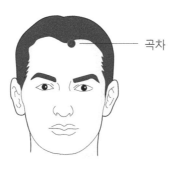

곡차

상반신 열이 날 때

원인과 증상

상반신에 열이 나고 목과 어깨가 뻐근하거나, 동계가
오거나, 천식발작, 가벼운 협심증의 통증 등이다.

경혈 찾는 방법

신도는 등허리의 제5 흉추 극돌기 밑에 있다.

지압으로 치료 방법

대인공포증이 있는 경우 신도(神道)를 지압하면 된다.
신은 심의 장에 머무는데, 인간의 성격과 능력을 비롯해
건강까지 심의 장이 지배하고 있는 것이다. 그 신에 통하
는 길을 신도라고 하는데 이 급소 양쪽에 심수라는 급소
가 있다. 이 급소 바로 밑 제 6흉추 극돌기 밑에 급소 영
대가 있는데, 신이 머무는 자리라고 한다. 심장의 생리적
인 기능보다 정신적 정서면의 실조현상, 즉 대인공포증
같은 데 활용되는 급소이다.

소장유(오), 격유(오)의 제1행, 고황 천료(오), 병풍, 척택, 삼양락(열을 이쪽으로 끌어당겼기 때문에 열이 내리면서 음기가 모여 차가워짐), 천종위쪽의 삼초경, 천부(조금 위), 중완, 양릉천의 바깥(비양위에 해당하는 비골소두 외측의 하1촌), 위양과 부극의 중간부에 침을 놓는다.

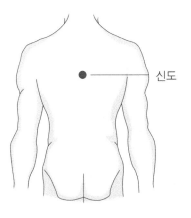

신도

요통과 냉대하와 허약체질일 때

원인과 증상

허약체질이나, 요통이나, 정력 감퇴로 나타나는 이명이나, 두통이나, 부인의 생리이상이나, 대하 및 냉증 등이다.

경혈 찾는 방법

명문은 제2, 3 요추 극상돌기 사이에 있다.

지압으로 치료 방법

체력을 증강시키려고 할 경우 명문(命門)을 지압하면 되는데, 이것은 경혈(經穴)의 이름이다. 즉 생명의 문(門) 또는 생명의 근본이라는 뜻으로 오른쪽 콩팥을 말한다. 명칭처럼 인간이 태어나면서부터 갖고 있는 체질과 체력을 튼튼하게 해주는 급소다.

오래 살려면 뜸을 떠라

양릉천의 뜸은 냉을 멈추고, 삼음교의 뜸은 냉을 내리는 효과가 있다.

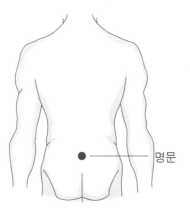

명문

두드러기, 차멀미, 다리가 부종일 때

원인과 증상

위장병이 원인으로 나타나는 두드러기와 전신의 질병, 여드름, 천식, 차멀미, 가슴과 옆구리 통증, 다리 부종 등이다.

경혈 찾는 방법

간수는 제9 흉추 극돌기 밑 등뼈중심에서 좌우 양편으로 4~5cm 떨어진 곳이다.

지압으로 치료 방법

간장의 기능을 보완할 경우 간장의 기능을 보완할 경우 간수를 지압하면 되는데, 이 급소는 간장의 기능을 점검하는 곳이다. 이 급소와 밀접한 곳이 가슴의 기문 급소이다. 기문은 제9 늑골 첫머리에 있다. 간장의 상태는 간수와 기문을 이용한다. 척추골 사이의 근축 급소와 좌우 간수를 비롯해 간수 바깥쪽에 있는 혼문 급소 등 좌우 5개 급소는 간 기능과 감정까지 관장한다.

오래 살려면 뜸을 떠라

신주, 비유, 신유, 차료, 중완, 좌양지, 곡지, 족삼리, 태계 등에 뜸한다.

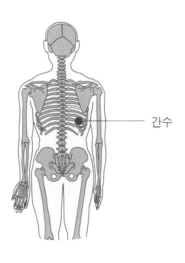

간수

강직성척추염일 때

원인과 증상

강직성척추염으로 인해 압박으로 가슴이 답답하고 기침, 천식, 동계, 등뼈가 굳어 몸통을 옆으로 돌리지 못하는 강직성척추염 등이 나타난다.

경혈 찾는 방법

부분은 제2 흉추 극돌기 밑 좌우 간격이 9㎝되는 곳에 있다.

지압으로 치료 방법

굽은 허리를 펴려고 할 경우 부분(附分)을 활용하면 된다. 이 급소는 팔로 가는 신경이 차례로 갈라지는 장소다.

오래 살려면 뜸을 떠라

뜸자리는 신주, 천료, 심유, 신유, 차료, 중완, 곡지, 족삼리, 태계 등이다. 좌양지에 뜸을 하지 않는다. 왜냐하면 그것은 자궁후굴이기 때문이다.

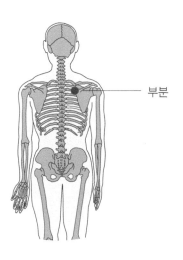

부분

기침으로 숨이 가쁠 때

원인과 증상

위가 더부룩하거나, 트림이 나오거나, 기침으로 숨이 가쁘고 가슴과 옆구리가 아프며 상반신에 출혈이 있어 기분이 유쾌하지 못하다. 또한 위장기능의 쇠퇴도 나타난다.

경혈 찾는 방법

격수는 제7 흉추의 극돌기 밑 척추골에서 좌우로 4~5㎝ 내려간 곳이다.

지압으로 치료 방법

기침으로 옆구리 통증이 있을 경우 격수를 지압하면 된다. 또한 호흡, 순환, 소화, 흡수계통에 직효다.

오래 살려면 뜸을 떠라

가슴이 아프면 천종에 뜸을 뜨면 효과적이다.

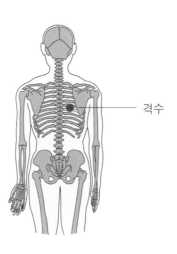

격수

협심증, 심장질환일 때

원 인 과 증 상

협심증, 심장질환, 만성 냉증이거나, 기가 마르거나, 피로한 증상이거나, 가슴이 답답하고 동계가 오거나, 숨이 막히면서 명치에 심한 통증이 오거나, 어깨에서 등허리나 팔꿈치 등이 아프다.

경 혈 찾는 방법

고황은 심장과 횡격막의 사이, 즉 제4 흉추 밑 양쪽으로 9cm 떨어진 곳이다.

지압으로 치료 방법

만성적인 냉증일 경우 고황(膏?)을 지압하며 되는데, 고는 심장의 아랫부분이고, 황은 횡격막의 윗부분으로 이 사이에 병이 발생하면 치유하기가 어렵다.

오래 살려면 뜸을 떠라

지기(地氣)가 대장으로 들어 온 것을 제거하는 치료혈이 바로 대거이다. 대거에 뜸을 하면 된다.

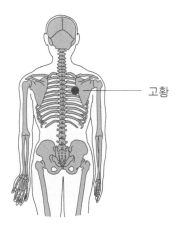

고황

목과 어깨가 굳고 가슴이 묵직할 때

원인과 증상

목과 어깨가 굳고 가슴이 묵직한 증상, 견비통, 충혈, 상기(얼굴이 붉어짐), 가래, 천식, 동계 등이다.

경혈 찾는 방법

백호는 제3 흉추 밑 흉추 중앙에서 좌우 9cm되는 곳에 있다.

지압으로 치료 방법

목과 어깨가 뻣뻣할 경우 백호(魄戶)를 지압하면 되는데, 폐장의 문호에 해당된다. 제5 흉추 밑 심수 옆에 있는 신당, 제9 흉추 밑 간수 옆에 있는 혼문, 제11 흉추 근방 비수 옆에 있는 의사, 제2 요추 밑에 있는 신수 등에서 4.5cm 바깥지점에 있는 지실이 바로 이 급소다.

곡지가 효과적이고, 질변, 삼음교에 뜸하면 된다.

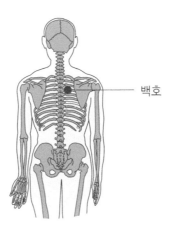

백호

몸이 피로하고 소화불량일 때

원인과 증상

과로로 열이 나고 소화불량에 뱃속이 부글거린다. 허리 통증과 원인 없이 돋아나는 작은 여드름이나 부스럼, 정력 감퇴 등이다.

경혈 찾는 방법

삼초수는 제1과 제2 요추 극상돌기 사이에서 양옆으로 각각 두 치 밖으로 있다.

지압으로 치료 방법

몸이 피로할 경우 삼초수를 지압하면 되는데, 이것은 족태양 방광경에 속하는 혈이다. 삼초는 열을 발산하는 곳인데, 이곳에 사악한 기운이 모여들면 삼초수가 된다. 이 급소와 연관 있는 급소 석문은 배꼽에서 6㎝ 밑에 있다.

삼초수, 석문, 전중, 중완 등은 인체기능을 조정하는 중요한 급소다.

오래 살려면 을 떠라

수삼리에 15~30장의 뜸을 뜨면 종기나 부스럼 치료가 된다.

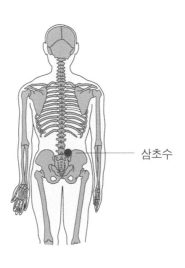

삼초수

신통神通한 뜸

증상에 따라 누구나 쉽게할수 있는 신통한 뜸

변형성슬관절증의 통증일 때

원 인 과 증 상

무릎통증, 좌골신경통, 중풍으로 온 반신불수, 한쪽 팔이나 발에 마비증상 등이다.

경혈 찾는 방법

위양은 무릎이 굽혀지는 바깥쪽에 있으며, 위음은 엄지발가락을 말한다.

지압으로 치료 방법

변형성슬관절증으로 인한 무릎통증일 경우 위양(委陽)을 지압하면 된다.

오래 살려면 뜸을 떠라

차료에 뜸을 하면 효과적이다.

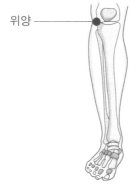

위양

뒷골이 무겁고 아플 때

원인과 증상

뒷골이 아프거나, 머리가 무겁고 현기증이 나거나, 눈이 빠질 듯 한 통증이 있거나, 이명 등을 비롯해 여성의 신경질과 흥분 등이다.

경혈 찾는 방법

옥침은 낙각의 아래쪽 5cm 정도, 목과 머리카락의 경계에서 9cm 위쪽에 있다. 즉 후두골 머리꼭대기에서 중앙선이 내려온 곳으로 반드시 누웠을 때 베개에 닿는 뒤통수의 양쪽이다.

지압으로 치료 방법

신경질 및 흥분이 일어날 경우 옥침(玉枕)을 지압하면 되는데, 이것은 뒷골 통증이 있을 때 매우 효과적이다.

오래 살려면 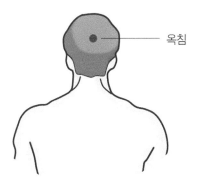뜸을 떠라

상성, 백회, 신주, 풍부, 중접(상천주), 천유, 풍지 등에 뜸하면 효과적이다.

옥침

여성 내증일 때

원인과 증상

여성에게 냉증으로 인한 방광염, 통증, 마비 등이 나타난다.

경혈 찾는 방법

방광수는 제2 엉치등뼈에서 양옆으로 두 치 떨어진 곳에 있다.

지압으로 치료 방법

야뇨증일 경우 방광수를 지압하면 완치되고, 이것은 족태양방광경에 속하는 경혈이다. 이 급소는 방광에 사악한 기가 스며들기 때문에 아랫배에서 허리와 선골부까지 따뜻하게 해주면 치료된다.

오래 살려면 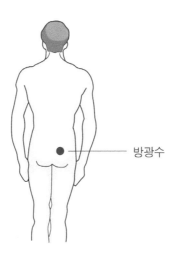뜸을 떠라

비뇨생식기관을 관장하는 경혈인 관원혈(배꼽 밑
손가락 3마디)을 3~5분 동안 뜸을 떠서 따뜻한 기
운을 북돋아 줍니다. 1일 1회씩 3~4일을 한 치료기
간으로 합니다.

방광수

열병이지만 땀이 나지 않을 때

원인과 증상

열병이지만 땀이 없거나, 어깨와 등허리 근육의 경령, 어린이의 경기, 어깨, 등, 요통, 오장의 혼란으로 발생하는 두통, 류머티즘관절염이 나타난다.

경혈 찾는 방법

대저는 제1 흉추 극상돌기 아래에서 옆으로 각각 두 치 되는 곳을 눌렀을 때 통증이 있는 곳이다.

지압으로 치료 방법

어린이에게 경기가 있을 경우 대저(大?)를 지압하면 되는데, 이것은 방광경에 속하는 혈이다. 이곳은 예로부터 동양의학에서 골이 수를 기르는 중요한 급소로 취급해 왔다.

오래 살려면 뜸을 떠라

어린이 병은 천주(신주)로 치유하면 된다. 즉 장이 느슨해지는 것과 감병, 경기, 충기 등을 치유한다.

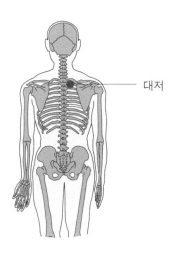

대저

부인과 질병일 때

원인과 증상

생리통, 골반내장 질환, 부인과 질병 등이다.

경혈 찾는 방법

상료는 요의 제1실이 등뼈를 물고 있는 양쪽지점에 있다. 즉 선추가 달라붙어 형성된 극돌기 양측에 있는 추간공을 말한다.

지압으로 치료 방법

여성의 생리통일 경우 상료를 지압하면 된다. 오피스걸들 가운데 생리통으로 고생하고 있는 경우가 많다. 이것은 하반신의 혈액흐름에 무리가 생겨 하복부에 울혈이 일어났기 때문이다. 미골에서 밑으로 제1 후선골공, 제2 후선골공, 제3 후선골공, 제4 후선골공이 있는데 여기에 상료, 차료, 중료, 하료 좌우에 모두 8개 급소들이 있다.

오래 살려면 (뜸)을 떠라

뜸을 하단전에 떠서 자궁의 혈기가 왕성하게끔 도
와주면 된다.

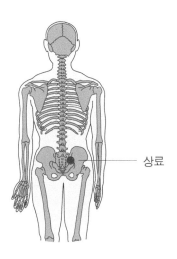

상료

위장이 나빠졌을 때

원인과 증상

위가 나빠져 생목으로 쓰리면서 거북스럽고 통증이 있다. 트림이 있고 토할 것 같으며 복부 팽만감이 있다. 또한 아기가 젖을 자주 토하고 위가 약해지면 등뼈 쪽의 통증과 어깨에서 등허리까지 뻣뻣해지고 마비가 나타난다.

경혈 찾는 방법

위수는 제12 흉추와 제1 요추극상돌기 사이에서 양옆으로 두 치 되는 곳이다.

지압으로 치료 방법

위가 나쁠 경우 위수를 지압하면 되는데, 이것은 족태양방광경에 속하는 혈이다. 중완은 복대동맥에서 갈라져 위, 체장, 간장혈관의 분기점에 있는데 이곳에 자율신경이 있다.

오래 살려면 **뜸**을 떠라

뜸의 위치는 중완에 양지를 보충하면 된다.

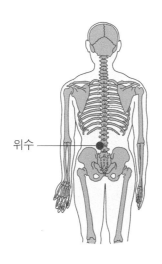

위수 —

장딴지가 부었을 때

원인과 증상

발과 무릎의 통증, 장딴지가 부을 때, 변비가 있다. 또한 발에 쥐가 난다.

경혈 찾는 방법

승산은 오금의 가로 간 금의 가운데에서 여덟 치 아래에 있다.

지압으로 치료 방법

장딴지가 부을 경우 승산(承山)을 지압하면 되는데, 이것은 족태양방광경에 속하는 혈로 어복(魚腹)이라고도 한다. 장딴지를 볼록한 동산으로 가정해 그곳으로 올라가 증상을 제거한다는 뜻이다.

오래 살려면 뜸을 떠라

수분혈(배꼽 가운데로부터 1치 위 되는 곳)과 기해혈(배꼽 가운데로부터 1.5치 아래 되는 곳)에 쌀알 크기의 뜸 봉으로 뜸을 5~7장 뜬다. 그래도 붓기가 낫지 않을 때에는 명문혈(제2와 제3 요추 사이)과 신유혈(명문혈에서 양 앞으로 각 2치 되는 곳)에 7~11장을 또 뜬다. 만성적으로 붓기가 심한 때에는 하루씩 엇바꾸어 가면서 10~15번 뜬다.

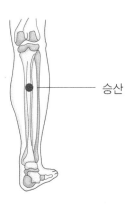

승산

증상에 따라 누구나 쉽게 할 수 있는 신통한 뜸

치질, 이통, 발가락 통증이 심할 때

원인과 증상

치질, 이통, 목구멍 통증, 발가락 통증, 앉았다 일어설 때의 현기증, 간질병 등이다.

경혈 찾는 방법

비양은 바깥 복사뼈 위쪽으로 21㎝ 올라가 뒤쪽으로 3 ㎝되는 곳이다.

지압으로 치료 방법

코에 이상이 있을 경우 비양(飛陽)을 지압하면 된다. 비양은 폐와 위에 열이 몰려 목구멍이 갑자기 붓는 병이다. 고전에 '실(實)하면 코가 막히고 두통과 요통이 나타난다. 반대로 허할 땐 코가 막히면서 코피까지 흘린다. 이것을 다스리는 급소가 비양이다'라고 되어 있다. 즉 머리와 코의 이상을 발등 급소로 고치는 것이다.

오래 살려면 뜸을 떠라

치질의 요혈인 공최(독창혈. 척택에서 3횡지에 있)
와 중료에 뜸을 뜨면 통증이 완화된다.

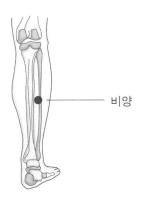

비양

숨이 차고 미열이 있을 때

원인과 증상

가슴이 답답하고 기침이 동반된다. 즉 숨이 차고 미열이 있다. 머리에서 어깨와 등까지 뻣뻣해지거나, 두드러기, 감기, 천식, 불안, 초조, 발 부종 등이다.

경혈 찾는 방법

폐수는 제3 흉추 극돌기 밑으로 4~5cm 내려간 곳에 있다.

지압으로 치료 방법

폐 기능이 나쁠 경우 폐수를 지압하면 되는데, 오장육부에서 수자가 붙은 급소는 폐수를 비롯해 궐음수, 심수 등 17개가 있다. 나쁜 기운이 수자가 들어있는 급소를 통해 체내에 침입해 병을 일으킨다. 폐수는 급소 중부와 연관된다. 이 급소에 손끝으로 살짝 눌러보면 가벼운 통증이나 멍울이 있으면 폐 기능에 이상이 있는 것이다.

오래 살려면 뜸을 떠라

풍문, 양상, 오주 등에 뜸을 하면 정리가 된다. 오주는 상완, 중완, 하완과 음도(신경)와 양문(신경)의 중간 혈이다. 이곳은 호흡곤란을 치료하는 명혈이며 천식에도 효과가 좋다.

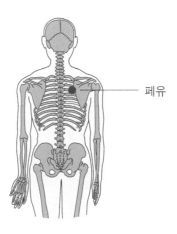

페유

정강이 통증과 발이 차가울 때

원인과 증상

발이 냉하고 뱃속이 좋지 않거나, 정강이 통증과 장딴지에 쥐가 나타난다.

경혈 찾는 방법

태백은 엄지발가락을 발바닥 쪽으로 굽히면 관절 뒤쪽에 힘줄이 나타나고, 힘줄 안쪽으로 엄지발가락의 뿌리 부근에 불거져 나온 뼈 뒤쪽이다.

지압으로 치료 방법

발이 냉할 경우 태백(太白)을 지압하면 되는데, 태백은 큰 술잔을 뜻한다. 발바닥 장심을 백육이라 하는데, 태백은 급소 백육 중에서도 가장 중요하다. 그리고 비의 장이나 순환계에 이상 유무를 알아내는 급소이다. 급소가 손가락과 발가락 관절의 앞뒤, 손목, 발목, 팔꿈치, 무릎 등에 있는 것이 중요하다.

오래 살려면 (뜸) 을 떠라

족삼리, 곡지, 폐유, 고황, 비유, 신유, 요양관, 중완, 천추, 기해, 관원, 백회에 쌀알크기의 뜸을 5장씩 전신요법 뜸으로 하면 된다.

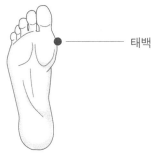

태백

생리가 원인으로 일어나는 어혈일 때

원인과 증상

혈액이 막히거나, 여성의 생리에서 일어나는 갖가지 증상이나 생리불순으로 아랫배가 팽만하고 다리가 붓고 어깨가 결리고 두통이 나타난다.

경혈 찾는 방법

혈해는 무릎 뼈의 안쪽 가장자리 위 끝에서 두 치 반 되는 곳이다. 배꼽 밑 5cm 떨어진 곳에 급소 기해가 있다.

지압으로 치료 방법

생리불순일 경우 혈해(血海)를 지압하면 되는데, 이것은 비경(脾經)에 속하는 혈이다. 어혈을 혈해에서 제거하면 된다.

오래 살려면 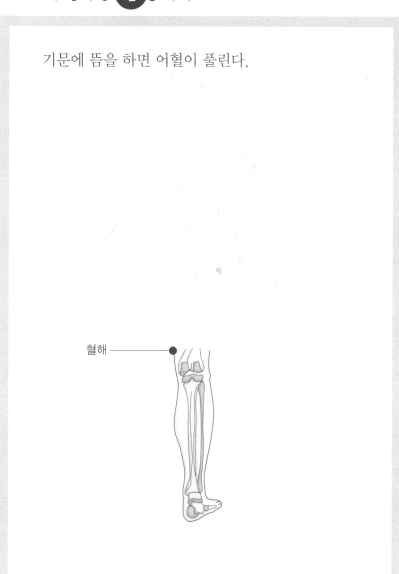 뜸을 떠라

기문에 뜸을 하면 어혈이 풀린다.

혈해 ●

설사와 변비가 있을 때

원 인 과 증 상

장기의 기능이 둔화되어 설사나 변비 등이 나타난다.

경혈 찾는 방법

대횡은 배꼽 중심에서 양옆으로 네 치씩 나가서 있다.

지압으로 치료 방법

설사와 변비가 있을 경우 대횡(大橫)을 지압하면 되는데, 이것은 비경(脾經)에 속하는 혈의 이름이다. 대횡에서 13㎝ 내려가면 급소 부사가 있다. 이곳 역시 설사와 변비에 활용된다. 부사는 비의 순환계, 간의 순환계 등이 엇갈리는 곳이다.

오래 살려면 뜸을 떠라

신문의 뜸은 심장에도 효능이 있지만, 변비의 명혈
이다.

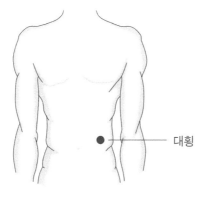

대횡

155

가스로 헛배가 부를 때

원인과 증상

피부가 희면서 기침이 있고, 위장이 약하고, 몸이 무겁다. 또 뱃속에 가스가 가득차면서 헛배가 부르고 소리가나거나 배가 묵지근하다.

경혈 찾는 방법

상구는 안쪽으로 위치한 복사뼈 안쪽이다.

지압으로 치료 방법

헛배가 부를 경우 상구(商丘)를 지압하면 된다. 상자는 오행설에 대입시키면 금, 즉 폐와 관계가 있다. 폐의 중요 급소 소상과 같다.

오래 살려면 **뜸**을 떠라

내정혈(둘째발가락과 셋째발가락이 갈라진 곳에서 3푼 위 되는 곳)에 뜸 3장을 뜬다. 이 혈과 중완혈(배꼽 가운데로부터 명치끝까지의 중간점)과 천추혈(배꼽 중심에서 양옆으로 2치 되는 곳)에 뜸 5~7장을 뜨면 더 효과가 있다.

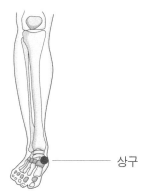

상구

157

가슴의 동계일 때

원 인 과 증 상

머리가 충혈이 되어 열이 오르고 상기상태나 눈 꼬리가 아프거나, 귀가 잘 들리지 않거나, 목구멍이 아프거나, 기침이 나오거나, 가슴의 동계가 가라앉지 않거나, 어깨로부터 팔뚝 위까지 통증이 나타난다.

경 혈 찾는 방법

천정은 팔뚝 위 바깥쪽으로 팔 굽에서 3㎝ 위쪽의 움푹 파인 곳이다.

지 압 으 로 치 료 방법

머리가 충혈 되어 열이 오를 경우 천정(天井)을 지압하면 된다. 이것은 삼초의 작은 순환계들이 모여서 큰 곳으로 합류한다는 뜻이다. 천정을 중심으로 팔뚝 위 뒤쪽 팔굽에서 7㎝ 위의 청냉연, 팔뚝 위 뒷면 중앙의 소락, 팔뚝 위 뒷면 어깻죽지 뒤에서 10㎝ 아래쪽의 노희, 어깻죽지 뒤쪽의 견료, 어깻죽지와 목덜미 밑 부분과의 중간의 천료 등의 급소들 모두 목 옆 부분에서 어깨와 팔까지의 통증과 마비와 냉증을 제거하는데 효과적이다.

오래 살려면 뜸 을 떠라

침은 3푼을 놓고 뜸은 3장을 하면 된다.

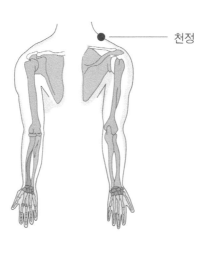

천정

신통神通한 뜸

증상에 따라 누구나 쉽게 할 수 있는 신통한 뜸

손가락 안쪽 마비가 올 때

원인과 증상

변형성경추증 외에 손가락 안쪽 마비, 냉증, 통증, 목구멍이 붓는 증상이다.

경혈 찾는 방법

관충은 약손가락 끝의 바깥쪽 손톱눈에서 부추 잎만큼 떨어진 곳에 있다. 즉 약손가락의 새끼손가락 쪽 손톱 근원에 있다.

지압으로 치료 방법

손가락 마비가 올 경우 관충(關衝)을 지압하면 된다. 노인들에게 변형성경추증이 나타나는데, 이것은 목뼈가 변형되거나 목뼈와 목뼈 사이의 추간판에 수분이 부족해서 나타난다. 이럴 경우 약손가락에서 새끼손가락까지 손가락 끝이 차고 손가락 안쪽에 마비증이 오는데, 이때 관충이 활용된다. 이와 함께 목에서 어깨까지 걸쳐 지압나 지압 혹은 따뜻하게 해주면 한층 효과가 빠르게 나타난다.

오래 살려면 뜸을 떠라

주먹을 쥐고 침혈을 잡는다. 수소양경의 정혈(井穴)
이다. 침은 1푼을 놓고 3번 숨 �쉴 동안 꽂아 두며 뜸
은 1장을 뜨면 된다.

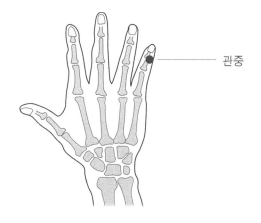

관중

삼차신경통과 멀미가 날 때

원인과 증상

이마에서 눈의 둘레, 뺨에서 턱까지 심한 통증이 엄습하는 삼차신경통이다. 또한 차멀미, 배멀미, 귀가 잘 들리지 않는다.

경혈 찾는 방법

예풍은 귓불과 유양돌기 사이에 있는 움푹 파인 곳이다. 이곳을 가볍게 누르거나 문질렀을 경우 통증을 나타난다.

지압으로 치료 방법

차멀미 및 뱃멀미할 경우 예풍을 지압하면 된다. 머리 꼭대기의 급소 백회를 향해 예풍에서 침을 비스듬히 놓는다. 순간 일시적으로 귀가 들리지 않지만, 더 깊게 침을 찌른 상태로 얼마 후가 되면 얼굴통증이 사라진다. 현기증일 때도 예풍을 누르면 낫는다. 또한 삼차신경뿐만 외에 머리와 얼굴에 걸쳐 나타나는 다양한 증상에도 효과가 있다. 삼초 순환계는 안쪽으로 돌던 맥이 예풍에서 외행이 되어 계액, 노식, 각손, 이문, 화료 등으로 이어지면서 귀를 둘러싸고 있다.

오래 살려면 뜸을 떠라

여태혈(둘째발가락의 발톱 바깥쪽 뒤 모서리로부터 1푼 뒤 도는 곳)에 각 뜸 3장을 뜨면 효과가 있다.

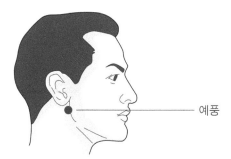

예풍

목이 아파 잠을 못 이룰 때

원 인 과 증 상

목이 아파 잠이 오지 않거나, 머리와 가슴의 통증, 치통, 이명 등이 있다.

경혈 찾는 방법

천용은 아래턱 안쪽 끝부분이다. 즉 귀의 뒤편에 있는 횡경의 굵은 근육 흉쇄유돌근 바로 앞에 있는 것을 말한다.

지압으로 치료 방법

목이 아플 경우 천용(天容)을 지압하며 된다. 목 부위 급소에는 천자가 붙어 있는데, 목 부위에서 머리까지는 일곱 개의 구멍이 있다. 일곱 개의 구멍은 두개의 눈, 두 개의 귀, 두 개의 콧구멍, 입 등을 말한다. 동양의학에서는 인간을 우주의 축소판으로 보는데, 이곳에 있는 별, 즉 일곱 개의 구멍 중 하나라도 좋지 않으면 건강이 나빠지는 것이다. 이것을 다스리는 급소가 천용이다.

오래 살려면 뜸을 떠라

천종에 뜸을 뜨면 효과적이다.

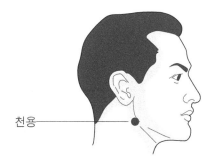

천용

50대 견비통일 때

원인과 증상

어깨가 뻐근하고 통증이 있는 50대 견비통이나 팔이 뻣뻣하거나 쇄골에 통증이 있거나, 이명과 수족이 저리다.

경혈 찾는 방법

견정은 어깨 위의 가장 위쪽 부분으로 팔을 펴면 오목하게 들어가며 삼지(三指)로 눌렀을 때 중지가 닿는 곳에 있다.

지압으로 치료 방법

수족이 저릴 경우 견정(肩貞)을 지압하면 되는데, 이것은 담경(膽經)에 속한 혈의 이름이다. 이 급소 6cm 위쪽의 급소 노수와 함께 활용하면 더더욱 좋다. 50대 견비통은 천종, 후두골의 천추, 견갑골 내측 위쪽 구석에 있는 곡원, 어깨 끝머리 부위에 있는 견료, 어깨 끝 부위 근육에 있는 견우와 운문 등의 급소를 활용하면 된다.

오래 살려면 **뜸**을 떠라

차료에 뜸을 하면 수족이 따뜻해지면서 저림이 풀린다.

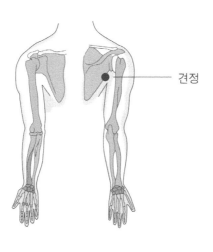

견정

팔꿈치에 마비가 올 때

원인과 증상

팔꿈치가 마비되어 구부러지지 않거나, 약손가락에서 새끼손가락까지 마비가 있거나, 손이 화끈거린다.

경혈 찾는 방법

소부는 주먹 쥐었을 때 새끼손가락 끝이 닿는 곳이다.

지압으로 치료 방법

손이 화끈거릴 경우 소부(少府)를 지압하면 되는데, 수소음심경에 속하는 혈이다. 손이 화끈거리면 무조건 과로했다는 증거다. 즉 신경질이 많으면 손바닥에 땀이 고인다. 이런 증상이 나타나면 차분하게 기분을 가라앉히고 급소 소부를 가볍게 지압해주면 된다.

오래 살려면 뜸을 떠라

고황과 지실에 뜸을 뜨면 된다.

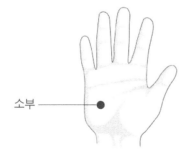

소부

169

암내가 날 때

원인과 증상

가슴에서 옆구리에 이르는 통증과 역겨운 암내가 난다. 명치가 아프거나 가슴이 답답하면서 얼굴이 붉어지거나, 근심걱정으로 가슴이 울렁거린다.

경혈 찾는 방법

극천은 겨드랑이의 가운데서 맥동이 만져지는 곳이다.

지압으로 치료 방법

암내가 있을 경우 극천(極泉)을 지압하면 되는데, 이것은 수소음심경에 속하는 혈의 이름이다. 극천은 심장의 맥을 이루는 첫 번째 급소다. 더구나 심의 순환계중 최상부에 위치하는데, 이곳은 맥수가 솟아나는 샘이다. 또한 삼릉침으로 파정맥혈을 한 방울 짜낸다.

오래 살려면 뜸을 떠라

　극천에 약쑥을 마련하여 지름 2cm 두께 1.5cm 쯤 크기의 동그랗고 가벼운 약쑥 찜 감 1개와 이것에 반 정도 크기 1개, 이것에 1/2 크기 1개 등 모두 합해서 3개를 만든다. 2일째와 3일째는 중간 크기의 뜸만 3개 만들어 뜸질을 한다. 뜸이 끝나면 고약을 중간 크기만 하게 종이에 펴서 바른 다음 탈지면으로 살짝 덮고는 반창고로 고정을 시켜주면 된다.

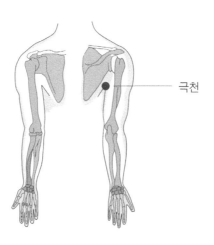

극천

가래톳, 피로한 눈일 때

원인과 증상

피로한 눈, 두통, 옆구리의 통증, 가래톳, 팔의 안쪽, 새끼손가락 쪽으로 흐르는 신경통이다.

경혈 찾는 방법

소해는 팔꿈치에서 새끼손가락 안쪽에 있다. 즉 팔꿈치를 구부리면 주름(횡문)이 생기는데, 여기서 새끼손가락 쪽을 향해 손을 갖다 대면 맥박이 뛰는 것을 알 수가 있다.

지압으로 치료 방법

팔의 통증이 있을 경우 소해(小海)를 지압하는데, 이 급소가 삼음일 땐 심장맥박을 통해서 잡고 삼양일 땐 뼈마디를 통해서 잡아낸다. 손바닥은 무두 음이고 손등은 모두 양이다. 따라서 동맥을 찾아서 급소를 판단하면 된다.

순환계의 흐름이란 뜻으로 샘처럼 솟으면 정혈, 작게 흐르면 영혈, 연못처럼 고여 있으면 수혈, 크게 흐르면 합혈이라고 한다.

오래 살려면 뜸을 떠라

소해는 수태양경의 합혈로 침은 2푼을 놓으며 뜸은 3장을 뜨면 효과적이다.

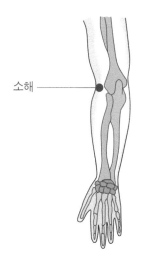

소해

오줌소태, 하복부 통증일 때

원인과 증상

정력 감퇴로 다리의 안쪽근육이 굳어져서 땅기고 발이 차가우며 허리가 아프다. 또한 생리불순이나, 오줌소태나, 자신도 모르게 소변이 나올 때나 요통이 있거나, 하복부에 통증이 있거나, 피로가 있거나, 발이 아프고 마비가 나타난다.

경혈 찾는 방법

음포는 곡천에서 40cm 위에 있다.

지압으로 치료 방법

생리가 고르지 못할 경우 음포(陰包)를 지압하면 되는데, 이 급소는 남녀의 성기인 음을 싸고 있어 생식기에 발생하는 다양한 증상에 효과가 좋다.

차료가 부풀어지면 수족이 차가워지는데, 이곳에 뜸을 뜨면 수족이 따뜻해지고, 소변의 흐름이 원활해진다.

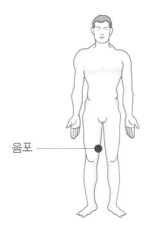

음포

허리가 시릴 때

원인과 증상

허리가 시리고 아랫배가 붓는다.

경혈 찾는 방법

음렴은 대퇴골의 내측상부, 기충의 두 치 밑에 있다. 즉 대퇴연결부에서 밑으로 6㎝ 내려온 곳에 있다.

지압으로 치료 방법

허리가 시릴 경우 음렴(陰廉)을 지압하면 되는데, 이 급소는 부인과 질병에 흔히 사용되는 곳이다.

오래 살려면 뜸을 떠라

침은 8푼을 놓고 7번 숨 쉴 동안 꽂아두며 뜸은 3
장을 뜨면 효과가 있다.

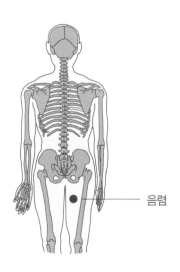

음렴

가슴 부근이 뻐근할 때

원인과 증상

가슴에서 명치와 배까지 뻐근한 통증이 있고, 열은 있지만 땀이 나지 않으면서 머리와 목에 통증이 있다. 또한 겨드랑이 밑이 붓고 머리에 열이 나면서 한기가 있는 증상이다. 또한 가슴 속에서 떨걱거리는 것과 비슷한 소리가 들리거나, 목구멍에서 소리가 나는 듯하다.

경혈 찾는 방법

천지는 유두에서 바깥쪽으로 3cm위치에 있는데, 다른 말로 천회라고도 한다. 또한 심포의 순환계와 담의 순환계가 서로 엇갈리는 곳이기도 하다.

지압으로 치료 방법

가슴 부근이 아플 경우 천지(天池)를 지압하면 된다. 이것은 상반신에 나쁜 기운이 모여 심포의 순환계가 막히는 것을 의미한다. 또 천지와 비슷한 높이, 즉 겨드랑이에서 손바닥 쪽 6cm 아래의 위 팔뚝에 급소 천천이 있는데 천지와 같은 증상을 치료한다.

오래 살려면 뜸 을 떠라

침은 3푼을 놓고 뜸은 3장을 뜨면 효과가 좋다.

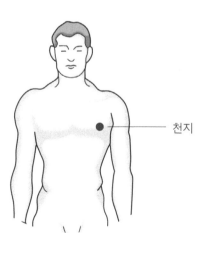

천지

179

근육마비나 급성 협심증일 때

원인과 증상

팔 굽에서 아래팔뚝까지 나타나는 근육마비 증세나 급성 협심증 같은 심장 발작으로 실신하거나, 또한 명치근처의 통증, 눈이 충혈 된 두통, 팔의 통증, 마비가 나타난다.

경혈 찾는 방법

내관은 손바닥 쪽 손목 금의 중간점에서 두 치 위에 있다.

지압으로 치료 방법

심장발작이 있을 경우 발작을 가라앉히려면 내관(內關)을 지압하면 되는데, 이것은 심포경에 속하는 혈의 이름이다. 또한 아래팔뚝의 손바닥 쪽, 팔 굽과 손목의 중간지점에 극문이 있다. 이곳도 심장발작 등 급성증상을 진정시킨다.

오래 살려면 뜸을 떠라

내관에 뜸 5~7장을 뜨거나, 발바닥 둘째발가락과 발바닥사이에 생긴 금에서 발뒤축 쪽으로 약간 내려온 곳에 쌀알 크기의 뜸 봉을 하루에 각각 3~5장씩 양쪽 발에 뜸을 해준다.

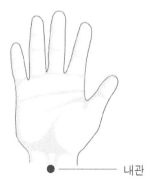

내관

팔꿈치와 팔뚝 신경통일 때

원인과 증상

위 팔뚝에서 팔꿈치, 손에서 팔뚝에 나타난 신경통, 또한 명치가 아프고 열이 나며, 두통에 열이 오르는 증상이다.

경혈 찾는 방법

곡택은 팔 굽을 45도로 굽혔을 때 팔 굽에 생긴 금의 중간이다. 다시 말해 구부러지는 안쪽의 움푹 팬 곳이다.

지압으로 치료 방법

팔 신경통이 있을 경우 곡택(曲澤)을 지압하면 되는데, 이것은 심포경에 속하는 혈의 이름이다. 이 급소는 팔 굽에서 순환계가 커져 경수 흐름이 시작되는 분기점이다.

오래 살려면 뜸 을 떠라

침은 3푼을 놓고 7번 숨 쉴 동안 꽂아두며 뜸은 3
장을 뜨면 된다.

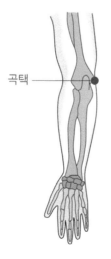

곡택

심신불안과 위가 답답할 때

원인과 증상

심신이 불안하거나 긴장할 때 위가 답답하면서 통증이 있고, 구역질과 더부룩한 증상이거나, 또한 당뇨병과 윗니의 통증이다.

경혈 찾는 방법

여태는 둘째 발가락의 발톱 바깥쪽에서 조금 뒤에 있다.

지압으로 치료 방법

신경성위장병일 경우 여태(족양명위경에 속하는 혈)를 지압하면 된다. 이것은 위장작용을 높이면서 다음 경맥으로 바뀌는 급소다. 즉 발끝에 있는 급소가 위장이나 내장 등에 효과가 있다. 손끝과 발끝의 혈액순환이 원활해야 손발이 따뜻한데, 이곳을 자극하여 가슴과 배의 혈액순환이 원활해지면 여러 가지 증상이 제거된다.

오래 살려면 （뜸）을 떠라

족삼리혈은 쌀알 반 크기로 5~10장씩 뜨면 된다.
아픈 곳에 직접 더 뜨면 단전에 떠서 기를 축적하고
몸을 따뜻하게 하여 면역력을 높여준다. 간접 뜸을
뜰 때는 환부중심과 주위를 함께 뜨며 단전 뜸은 상
하로 뜨면서 관원혈 위주로 뜬다.

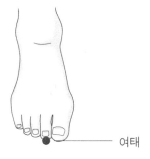

여태

안면마비나 얼굴 통증일 때

원 인 과 증 상

안면마비로 눈이 감기지 않고 근육이 굳어 있으며 통증이 심하다. 이 외에 눈이 피로하다. 더구나 얼굴반쪽이 신경통으로 통증이 심하다. 눈에서 코와 윗니까지 통증이 나타난다.

경 혈 찾는 방법

사백은 눈 밑 뼈에서 3cm 내려간 코 옆 부근이다. 이곳을 누르면 통증이 눈 속까지 전달된다.

지 압 으 로 치 료 방 법

안면마비나 경련이 일어났을 경우 사백(四白)을 지압하면 완화된다. 안면의 신경은 뇌에서 나오는데, 하나는 눈 언저리와 미간부근에서 이마까지, 다른 하나는 사백에서 코, 눈 밑, 빰, 귀 앞, 위턱까지다.

양릉천이 가장 효과가 있다. 간유, 근축, 수삼리(통증을 동반할 경우), 지창(사용하지 않아도 되며 아주 작은 뜸을 사용한다) 등에 뜸을 뜬다.

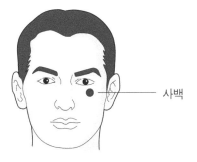

사백

위통, 무릎통증, 발이 부을 때

원인과 증상

위통은 신경성과 위장상태가 나쁘기 때문에 나타난다. 또한 무릎 통증과 발이 붓는다.

경혈 찾는 방법

양구는 무릎 뼈 조금 위쪽에서 옆으로 6.5cm 위치에 있다.

지압으로 치료 방법

위경련 통증일 경우 양구(족양명위경에 속하는 혈)를 지압하면 된다. 이곳에 손가락으로 약간 길게 누르면 위통이 제거된다.

오래 살려면 뜸을 떠라

양구, 중완, 비유, 족삼리 등에 뜸을 뜨면 된다.

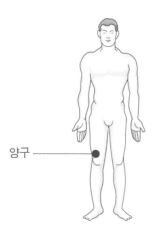

양구 ——

위암 초기일 때

원인과 증상

위암을 고칠 수는 없지만 조기발견은 도움이 된다. 기사는 나쁜 기운이 깃드는 곳으로, 위장기능과 관계가 깊은 임파절 가까이 있어 위장으로 인한 여러 가지 증상이 나타난다. 또한 목, 어깻죽지 통증, 구역질, 속이 허한 느낌, 방광에 오줌이 꽉 찬 느낌 등이 나타난다.

경혈 찾는 방법

기사는 흉 골 제일 위쪽 끝인 쇄골안쪽 끝에 있다. 즉 와이셔츠 첫단추 바로 옆에 있다.

지압으로 치료 방법

위암 초기일 경우 위암을 조기 발견했을 때 기사를 지압하면 된다. 목은 내장과 밀접한 관계가 있는데, 내장에 이상이 생기면 통증이나 통증이 없을 수도 있다.

오래 살려면 뜸을 떠라

중완, 좌양문, 우활육문, 수분, 족삼리, 곡지, 등쪽의 '견외유, 폐유, 지양, 비유, 신유 등에 5장씩 뜸을 하면 된다.

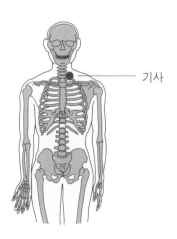

기사

배가 차거나 냉할 때

원인과 증상

배가 차거나 냉하다.

경혈 찾는 방법

신궐은 배꼽의 중심 부에 있다.

지압으로 치료 방법

배가 차서 아플 경우 신궐(神闕), 즉 배꼽을 지압하면 되는데, 이것은 임맥(任脈)에 속하는 혈이다. 이 급소는 지방조직이나 근막 및 근육도 없어 직접 복막에 연결되어 있어 강하게 눌러서는 안 된다. 따라서 지압보다 곤약을 데워 덮어놓거나 배꼽에 소금을 얹고 그 위를 따뜻하게 해야 한다.

오래 살려면 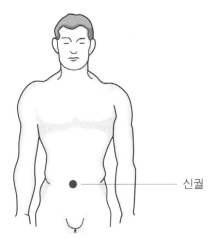뜸을 떠라

배꼽에 자극을 주면 직접 복막으로 전해져 아프다. 따라서 자극을 주는 침, 뜸, 지압 등은 피해야 한다. 그리고 체외에서 배를 따뜻이 해야 할 때 활용되고 있는 급소이기도 하다. 신궐은 복부상태를 파악하는 데 이용된다.

신궐

하독을 풀어줄 때

원 인 과 증 상

다리에 쥐가 자주 나타나거나, 두통과 고열이 동반되면서 헛소리를 지껄이거나. 구토가 나타난다.

경 혈 찾는 방법

축빈은 안쪽 복사뼈에서 무릎 안쪽으로 18cm 올라온 위치에서 장딴지 뒤쪽으로 집게손가락 폭만큼 들어간 근육 속에 있다.

지압으로 치료 방법

장딴지에 경련이 일어날 경우 축빈(築賓)을 지압하는데, 이때 쥐가 난 부위를 먼저 따뜻하게 해줘야 한다.

오래 살려면 뜸을 떠라

축빈은 하독의 명혈로 미독인 사람에게 반드시 뜸을 뜬다. 제독을 내려 보내는데, 약독을 제거하는 것이 좋다. 축빈에 뜸을 뜨면 설사를 하는데, 이것은 숙변 등 노폐물이 모두 배출되면 자연히 멎는다.

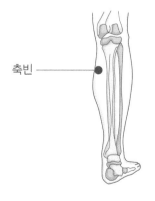

축빈

콧물감기, 목이 쉴 때

원인과 증상

견비통, 콧물감기, 목이 아프고 쉰 증상이다. 또한 하이킹이나 등산 때 오랫동안 무거운 짐을 짊어지고 걸으면 팔이 저리고 냉해지면서 배낭마비가 나타난다. 원인은 중부나 운문을 무의식중으로 계속 눌렀기 때문이다.

경혈 찾는 방법

운문은 쇄골 바로 밑에 있다.

지압으로 치료 방법

목이 쉴 경우 운문(雲門)을 지압하면 되는데, 한의학에서는 쇄골보가 위를 천부, 쇄골에서 배꼽까지를 인부, 배꼽 아래를 지부라고 한다. 운문과 중부에는 신경과 혈관이 복잡하게 얽혀 있는 곳이다.

오래 살려면 뜸을 떠라

운문에 뜸은 5장 뜨고, 침은 3푼을 놓는데, 이때 깊이 찌르면 기가 상승해 좋지 않다. 또한 천돌에 뜸 50장을 해도 효과가 있다.

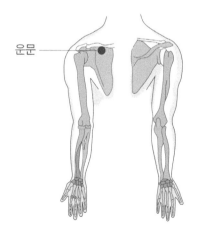

운문

■편 저 대한건강증진치료연구회

┃나홀로 중풍 예방과 치료 길라잡이
┃질병을 치료하는 자연식요법 길라잡이
┃질병을 치료하는 식이요법 길라잡이

뜸으로 치료할 수 있는
질병과 건강비법

2021년 01월 05일 초판 **1쇄 인쇄**
2021년 01월 10일 초판 **1쇄 발행**

편 저 대한건강증진치료연구회
발행인 김현호
발행처 법문북스(일문판)
공급처 법률미디어

주소 서울 구로구 경인로 54길4(구로동 636-62)
전화 02)2636-2911~2, **팩스** 02)2636-3012
홈페이지 www.lawb.co.kr

등록일자 1979년 8월 27일
등록번호 제5-22호

ISBN 978-89-7535-885-2 (03510)

정가 18,000원